河南牧业经济学院博士科研启动资金资助
"互联网+医疗健康"发展中的关键问题研究（2019HNUAHEDF003）

移动健康管理的商业模式及其用户行为研究

殷猛 著

中国农业出版社
北 京

前　言

现阶段我国存在老龄化严重，慢性病增多的现象。2016年9月的《中国医改联合研究报告》指出全国现有慢性病患者3亿人，癌症、糖尿病、心脏病等慢性病已成为主要的健康威胁，健康问题受到国家和社会的普遍关注。而随着移动互联网、智能终端设备、大数据以及云计算的快速发展，移动健康管理的发展势不可挡，但移动健康管理现阶段尚处于探索启动期，其产业发展模式、商业布局以及学术研究中仍然存在较多不足。关于移动健康管理的理解不够清晰，功能、分类和特征以及消费者行为的研究较少。移动健康管理的哪些功能和服务能满足消费者需求，影响消费者使用意愿，移动健康管理为消费者提供的社会及健康支持如何影响消费者黏性及其使用行为，哪些因素会影响消费者在移动健康管理内的购物，均需要更加深入的研究和探索。厘清以上研究问题对于移动健康管理的学术研究以及移动健康管理企业的创新发展均具有重要的意义。

本书以文献研究、理论分析与实证研究、定性分析与定量研究为主要研究方法，首先综合分析移动健康的相关研究，并结合健康管理的概念和内涵拟定了移动健康管理的概念、分类、功能以及特征，分析了移动健康管理的消费者行为。其次以使用与满足理论、社会支持理论、消费者黏性理论以及电子商务链理论、交易成本理论和顾客价值感知理论为基础构建研究模型，通过调查问卷收集数据，进行统计分析，通过结构方程进行假设检验。研究结果证实了健康管理需求、社交需求以及享乐需求均影响消费者使用意愿；社会支持分别影响消费者工具黏性和社交黏性，进而影响消费者持续使用意愿和购物意愿；消费者交易成本感知负向影响消费者价值感知，而价值感知显著正向影响消费者移动健康管理内的购物意愿。最后给出了本书的主要研究结论和未来研究展望。

总体来说，本书创新点主要体现在三个方面：

（1）细化了消费者健康需求的内容，证实了消费者需求满足对消费者行为的影响。根据对移动健康管理的概念以及功能特点的分析，将消费者需求划分为健康信息需求、健康管理需求、感知娱乐需求、感知幻想需求、健康社交需求、社交表达需求以及健康形象表达需求，构建了消费者需求满足对消费者使用意愿影响的研究模型，并证实了消费者需求能够显著影响消费者使用意愿。

（2）将社会支持理论和消费者黏性理论应用到移动健康管理的消费者行为研究中，并将消费者黏性分为工具黏性和社交黏性，证实了工具黏性和社交黏性对消费者行为的影响作用。根据研究对象的功能特点，将社会支持细化为评估支持、实物支持、信息支持、网络支持、情感支持和尊重支持，并证实了评估支持、信息支持和网络支持显著影响消费者的工具黏性，而网络支持、情感支持和尊重支持显著影响消费者的社交黏性。工具黏性和社交黏性均显著影响消费者的持续使用意愿和购物意愿，而且工具黏性对消费者持续使用意愿影响作用较大，而社交黏性对消费者的购物意愿影响较大。

(3) 以电子商务链理论为基本分析框架，结合交易成本理论提出在交易过程中存在搜寻成本、谈判成本、订单支付成本以及监督成本，结合价值感知理论将交易过程中的价值感知分为实用价值和享乐价值，构建研究模型。研究结果证实了交易成本负向显著影响消费者价值感知，而实用价值和享乐价值显著正向影响消费者移动健康管理内购物意愿，而且对于不同类型的消费者，交易成本对消费者价值感知以及价值感知对消费者购物意愿的影响作用不同。

目　　录

1　绪　　论

1.1　研究背景

1.1.1　选题背景

随着经济发展，人们生活方式发生改变，我国存在老龄化严重，肥胖、糖尿病、高血压等增多的现象，健康问题成为国家和人们关注的主要问题，受到国家和社会的普遍重视。中华人民共和国国家统计局2022年发布的统计公报显示，2021年底，60周岁及以上人口达到2.67亿左右，占总人口的18.9%。国家第七次人口普查数据显示，2020年我国65岁以上老龄人口达到1.91亿人，占总人口的13.5%。预计2057年我国65岁以上人口达4.25亿人峰值，老龄化将更加严重。同时新浪健康2016年7月的报道显示，我国肥胖人口位居世界首位，拥有4 320万名肥胖男性和4 640万名肥胖女性，分别占全球的16.3%和12.4%。搜狐健康和CCTV等多家媒体报道，2016年9月，世界卫生组织、国家卫生计生委等机构联合发布的《中国医改联合研究报告》指出，全国现有慢性病患者近3亿人，癌症、糖尿病、心脏病等慢性病已成为最主要的健康威胁，这些慢性病超过六成是因不良生活方式导致的。由此可见老龄化、肥胖、慢性病等问题已经严重威胁人类生命健康。

2015年3月李克强总理提出“互联网+”发展计划，2015年7月，国务院印发的《关于积极推进“互联网+”行动的指导意见》，2016年10月中共中央、国务院印发的《“健康中国2030”规划纲要》和2017年2月国务院办公厅发布的《中国防治慢性病中长期规划（2017—2025年）》均提出促进互联网与健康产业融合，推动移动互联网、云计算、大数据和物联网与健康相关产业结合，充分利用信息技术提高全民健康知识、倡导健康文明生活、开展个性化健康干预、实现全流程健康管理等。而据 CNNIC 2022 年 2 月发布的第 49 次《中国互联网络发展状况统计报告》显示，我国有网民 10.32 亿人，手机网民规模达 10.29 亿人，移动网民规模占 99.7%，其中互联网医疗用户规模增长最快，年增长率达到 38.7%，互联网医疗中健康管理类增长最快，远远超过互联网医疗服务的整体增长率。由此可见国家和个人消费者对健康的关注度越来越高，如何提高健康知识、培养健康生活以及进行健康管理成为重要问题。

互联网和计算机的快速发展为用户提供了网上查询、搜集健康信息的途径，以互联网和计算机为基础的电子健康随之快速发展，支持用户进行电子健康实践，为用户提供工具、流程以及通信等服务。移动互联网和移动通信技术得到广泛应用，用户寻求更为方便、间接、快速的健康服务。移动手机和各种类型移动应用的大量涌现，为移动健康发展奠定了基础，移动健康是电子健康的核心部分，被认为是健康电子化的进一步发展，是健康服务的又一大创新，和电子健康相比，移动健康具有无线通信、体积小、重量轻、快捷、方便等特点。艾瑞咨询数据显示，中国移动医疗健康市场用户规模稳步增长，2016 年第四季度接近 3.0 亿人，与 2015 年相比，增长 16.0%，但依据易观智库 2016 年中国移动健康市场 AMC 模型分析（图 1-1），中国移动健康发展尚处于移动健康市场发展启动期的初级阶段。

2007 年薄荷网率先推出“在线减肥”服务，开启了健康领域移动、在线式服务的先河，标志着移动健康管理发展的开端。2013 起移动健康的应用种类逐渐增多，用户规模扩大，出现了健康管理、运动健康、心理健康、养生保健以及经期健康、孕婴健康等多个垂直细分领域共同发展的形式，以美柚为代表的平台，定位女性健康管理，主要服务包括女性经期管理、用户互动社交、在线购物、孕期管理等，构建起以女性为核心的综合在线健康服务平台，

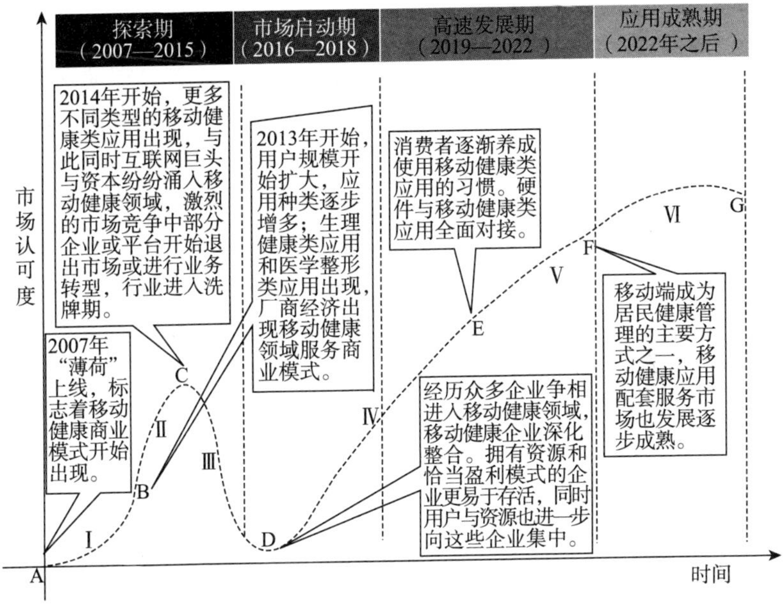

图 1-1　2016 年中国移动健康市场 AMC 模型

逐步完善了商业布局，依托社区构建女性健康社交“圈子”，通过柚子街自建电商平台开展垂直类健康产品交易服务，实现商业模式盈利。2016 年移动健康领域的整合进一步深化，健康垂直领域下如何实现商业模式创新和盈利成为诸多移动健康服务企业关注的主要问题，“工具（管理、数据收集分析）＋社交＋电子商务”逐渐成为移动健康企业探索发展的主要途径，移动健康服务中的工具、社区以及助手类功能在帮助人们健康生活的同时，电商功能也为消费者购买健康类产品和服务提供了便利。移动健康管理行业正在围绕用户需求不断推出相应的产品和服务，实现线上线下的资源整合，力求最大限度满足用户需求，获取更多的用户。通过打破垂直健康智能终端的数据壁垒，形成个人健康大数据云，为消费者提供更精准的健康评估和个性化管理方案，帮助消费者更好地应对健康问题。

1.1.2 问题提出

在健康问题越来越突出、国家和个人越来越重视、移动网络及智能终端设备快速发展的情况下，移动健康管理的发展势头不可阻挡。如图 1-1 所示，移动健康管理的发展尚处于探索启动期，移动健康管理的产业发展模式、商业布局以及学术研究中依旧存在较多不足，得到企业和学术界的广泛关注。诸多企业积极探索移动健康管理的发展模式，依据自身垂直领域的特点创新发展移动健康管理，如运动健康的悦跑圈开展线上马拉松活动，健康瘦身服务的“轻+”开展悦瘦营线上减肥活动等。而学术界亦开始关注互联网健康、电子健康以及移动健康的相关研究，以中国学者研究为例，主要有郭熙铜教授等关于电子健康、移动健康 APP 的研究，邓朝华教授等关于移动健康服务、健康信息搜索的研究，殷猛等关于移动健康用户行为的研究等，且在 2017 年 6 月国家自然科学基金委发布的《国家自然科学基金“十三五”发展规划》中明确提出移动互联网医疗及健康管理作为优先发展领域，重点研究电子健康系统中的参与者系统与价值创造，以及基于大数据的电子健康管理及其模式创新等。因此可以看出针对移动健康管理的概念、特征及其消费者行为过程的研究对于移动健康管理市场以及企业创新和移动健康管理相关的学术研究都十分重要。故在移动健康企业发展实践和前人对移动健康相关研究的基础上，以移动健康管理作为研究对象，提出了以下四个方面的研究问题。

（1）移动健康管理的概念、功能特征是什么，与移动健康存在什么样的关系，以及移动健康管理的消费者行为包括哪些。

随着互联网技术和移动设备的快速发展，以往的移动健康、移动健康管理的概念界定、内涵、外延以及其特征与现今移动健康的发展和实践不匹配，现阶段移动健康、移动健康管理如何理解，其功能和特征如何，具有哪些类别，消费者如何使用移动健康管理等问题仍需要进一步深入研究。Istepanian 和 Lacal（2003）最早提出移动健康的概念，认为移动健康主要是指基于移动通信和网络技术进行的健康服务，而 Robert 教授（2006）首先提出移动健康的术语，认为移动健康主要是指基于网络和数字化技术及专用汽车等技术，有机地融入医疗卫生服务过程，并结合医疗保险制度所形成的一种具有现代技术特色的医疗卫生服务新模式。同样 Mechael（2009）认为电子健康是电子市场中的健康服务，而 Ivatury（2009）则强调移动健康主要包括健康咨询、医院挂号和本地化服务等。因此从概念上并没有很好地说明移动健康、移动医疗以及移动健康管理等的相关关系。而实践中出现了不同模式和不同功能的移动健康应用，如春雨医生以提供医疗服务为主；39 健康以提供医疗服务和医疗信息服务为主；丁香园以提供医疗服务和健康信息为主；悦跑圈以提供运动健康信息和健康管理服务为主；美柚则以提供女性经期管理信息、服务以及产品为主，虽然功能服务不同，但是却统称为移动健康应用。企业实践以及学术研究中均较为笼统地称为移动健康或移动医疗健康，并没有清晰地说明移动健康以及移动健康管理的关系和区别，以及各个健康应用所属的类别，缺乏针对移动健康管理的消费者行为过程的研究。

（2）哪些因素影响消费者使用移动健康管理，对不同类型的消费者影响作用如何。

移动健康管理应用发展迅速，大量消费者开始使用移动健康管理，但是移动健康管理的功能满足了消费者的哪些需求，需求满足对不同类型的消费者有哪些影响作用等，成为研究消费者使用移动健康管理研究的主要问题。互联网发展、移动网络、智能通信设备等的发展改变了传统完全依靠医院进行个人健康管理的方式，用户逐渐养成了基于互联网和移动设备终端进行健康信息的搜索、个人健康状况记录以及评估的习惯，同时伴随着“互联网＋医疗”、大健康产业、健康中国战略的提出，诸多企业瞅准商机，开发了诸多用于服务用户健康管理的移动应用，移动健康管理 APP 大量涌现。而对于移动健康管理服务企业来说，了解和认识哪些因素吸引消费者使用移动健康管理，以及满足哪些需求能够保持消费者长久使用自己的产品，对于移动健康管理商业模式创新以及企业发展非常重要。

（3）移动健康管理如何留存消费者，如何提高消费者的黏性，哪些因素影响消费者黏性。

用户留存对于移动健康管理服务企业至关重要，提高消费者黏性是提高用户留存的主要方式之一，而移动健康管理主要为消费者提供健康管理服务以及社会支持，那么移动健康管理对消费者主要提供哪些社会支持以及消费者使用移动健康管理产生哪些黏性，消费者黏性如何影响消费者使用行为和购物行为成为本书的第三个方面的研究问题。移动健康管理的工具性功能和社交功能是吸引和提高用户黏性的主要方法，电商功能是企业实现流量变现的主要途径。前人关于黏性的研究只是针对一个方面，缺乏从工具和社交两个角度来研究消费者黏性。消费者黏性能够影响消费者行为和商务意愿，在实践中，企业往往通过提高用户的满意度留存用户，进而提高用户的重复使用率和购买率，但是现阶段研究更多只侧重一个方面即黏性对重复使用或购买意愿的影响，而没能进一步分析不同的黏性对重复使用和购买意愿的不同影响作用。根据前人研究，笔者发现用户的信任度、满意度、信息系统质量以及用户价值感知等都是影响用户黏性的主要因素，但现阶段尚没有在移动健康情境下分析社会支持对消费者黏性影响的研究。

（4）移动健康管理的产品或服务销售是企业盈利的主要方式之一，哪些因素影响消费者在移动健康管理 APP 内购物。

移动健康管理中消费者的购物意愿不仅受到消费者使用以及黏性的影响，还受到移动健康管理 APP 内电子商务交易过程的影响。移动健康管理情境下，存在哪些交易成本，这些成本如何影响消费者的价值感知，如何影响消费者在移动健康管理中的购买意愿是本书第四个方面研究的问题。移动健康管理属于健康类垂直性应用系统，能够为用户提供垂直类健康服务和产品，而又兼具移动应用和电子商务的特性，减少交易环节，降低成本，提高用户的收益，成为消费者购买健康类产品和服务的主要途径。虽然笔者认为移动健康管理的管理功能和社交功能能够影响消费者黏性，进而影响消费者购物意愿，因此只是从消费者购物过程的外部视角说明了消费者购物意愿的影响因素，并没有从消费者交易过程的内部视角，说明在交易过程中哪些因素影响消费者的价值感知，以及消费者价值感知如何影响移动健康管理 APP 内的消费者购物意愿。

1.2 研究目标和意义

1.2.1 研究目标

本书主要以移动健康管理作为研究对象，分析移动健康管理的概念、功能、特征及其消费者行为过程等，并且从消费者使用行为以及购物行为的角度研究移动健康管理的功能能够满足用户哪些需求，如何影响消费者使用意愿，以及对用户黏性和消费者购物意愿的影响作用，以帮助企业进行商业模式创新和营销策划奠定基础。具体来看，本书的研究目标主要分为以下四个方面。

第一，进一步厘清移动健康管理的概念、分类以及功能特点，分析移动健康管理的消费者行为过程，为移动健康管理的消费者使用和购物行为意愿研究奠定基础。

第二，分析移动健康管理的功能特点，基于使用和满足理论证实移动健康管理功能对消费者需求的满足程度能够影响不同类型消费者的使用意愿。

第三，基于社会支持理论和消费者黏性理论证实移动健康管理对消费者提供的社会支持能够影响消费者的工具黏性和社交黏性，并证实通过工具黏性和社交黏性影响消费者的持续使用意愿和移动健康管理 APP 内的购物意愿。

第四，基于电子商务链理论总结归纳移动健康管理 APP 内电子商务交易过程中存在的交易成本和价值感知，并基于交易成本理论和价值感知理论构建移动健康管理 APP 内消费者购物意愿研究模型，证实交易成本负向影响消费者价值感知，并通过价值感知影响消费者的购物意愿。

1.2.2 研究意义

本书主要研究移动健康管理的消费者行为意愿，通过基于使用与满足理论、社会支持理论、消费者黏性理论以及电子商务链理论、交易成本理论和价值感知理论构建研究模型，通过实证分析研究消费者使用意愿的影响因素，消费者黏性的影响因素以及影响作用，消费者移动健康管理 APP 内购物意愿的影响因素等，研究结果丰富了移动健康管理的研究内容，为移动健康管理服务商进行产品开发、维护以及商业模式创新提供意见和建议，具有重要的理论意义和实践意义。

（1）理论意义。

①本书明确了移动健康管理的概念、功能特点以及消费者行为，为移动健康管理相关的理论研究奠定基础。

通过对移动健康以及移动健康管理的分析，本书认为现阶段移动健康管理主要包括减肥瘦身、运动健康、经期管理以及孕期管理等，为消费者提供健康管理的工具功能、社交功能和购物功能，满足消费者的健康管理需求、社交需求和购物需求，实现“工具＋社交＋电商”的运营模式。基于信息系统（服务）的用户使用行为理论，分析了移动健康管理的消费者针对工具、社交和购物三种不同功能的行为意愿。厘清了移动健康管理的概念、分类以及特点，明确了移动健康管理的商业模式及用户行为，为后续深入研究用户的使用行为和移动健康管理的商业模式奠定了基础。

②将消费者对移动健康管理的需求归纳为实用需求、享乐需求和社交需求三个方面，证实了不同类型的功能和服务满足不同类型的消费者需求，进而影响消费者的使用意愿，扩大了使用与满足理论的研究范围，丰富了消费者需求的研究内容。

以使用与满足理论为基础，在分析移动健康管理所提供的功能和服务的基础上，将消费者对移动健康管理的需求归纳为实用需求、享乐需求和社交需求三个方面，并从健康管理需求、健康信息需求、感知娱乐、感知幻想以及社交互动、社交表达和社交形象需求等方面分析该类应用对用户需求满足以及其对用户使用行为的影响作用，从不同角度分析不同群体中，用户需求的不同满足对用户行为的影响，扩大了使用与满足理论的研究范围，丰富了用户需求的研究内容。

③研究结果扩展了社会支持理论以及消费者黏性的研究范围，证实了消费者黏性能够影响消费者使用行为和购物行为，填补了社会支持对消费者黏性影响作用研究的空白。

基于社会支持理论和消费者黏性理论研究用户行为，将社会支持分为六个维度：评估支持、实物支持、信息支持、网络支持、情感支持和尊重支持。根据移动健康管理的功能及服务特点，将用户黏性分为工具黏性和社交黏性，证实了评估支持、信息支持、网络支持影响消费者的工具黏性，网络支持、情感支持和尊重支持影响消费者的社交黏性，工具黏性和社交黏性共同影响消费者的持续使用意愿和移动健康管理 APP 内购物意愿。研究结果丰富了社会支持理论以及消费者黏性的研究范围，深化了社会支持理论和消费者黏性理论，证实了消费者黏性能够影响消费者使用行为和购物行为，填补了社会支持对消费者黏性影响作用研究的空白。

④基于电子商务链理论丰富了对交易成本以及消费者价值感知的研究，并且证实了交易成本对消费者价值感知的负向影响作用，为交易成本和价值感知的未来研究奠定了基础。

基于电子商务链理论分析移动健康管理中消费者交易过程中存在的成本和价值，并基于交易成本理论和价值感知理论构建研究模型，证实了交易成本能够负向影响消费者的价值感知，价值感知能够显著影响消费者的购物意愿。基于电子商务链理论框架的交易成本分析丰富了电子商务交易成本的研究，为后续基于电子商务链理论和交易成本理论研究消费者购物行为奠定了基础，并且证实了交易成本与消费者价值感知的负向作用关系，丰富了交易成本和价值感知的研究内容，为基于交易成本、收益和价值感知研究消费者购物行为奠定了基础。

（2）实践意义。

①本书有利于移动健康市场的发展。本书进一步梳理了移动健康以及移动管理的概念，以及相应的功能特征和消费者的使用行为，能够帮助移动健康管理服务商分析自身移动健康管理的分类及归属，更加清晰自己的定位。能够帮助国家食品药品监督管理局等相关单位更好地对移动健康管理服务企业进行监管，可以根据移动健康管理的发展制定相应的政策和制度，提高移动健康管理服务企业的资质和服务能力。同时也能够帮助移动健康管理市场加强监管，保障消费者的权利，保障市场的有序发展。

②本书能够帮助移动健康管理企业进行商业模式的创新和发展。通过本书的研究，移动健康管理的概念、特征以及分类更加清晰，移动健康管理能够满足消费者实用需求、社交需求和享乐需求，管理功能和社交功能能够提高消费者黏性，促进消费者购物，且对于不同的消费者作用不同。因此可以帮助移动健康管理服务企业进行客户细分，根据不同的客户需求开发不同的功能，同时可以增强与各种健康服务机构或个人的合作关系，提高移动健康管理的服务能力，并增加移动健康管理的盈利方式，降低成本以提高移动健康管理的整体收益。因此可以从客户细分、资源整合以及盈利模式等多个方面进行移动健康管理的商业模式创新和发展。

③本书能够帮助移动健康管理完善各项功能和服务。本书的研究结果将有利于以下三个方面的功能、服务完善。第一，移动健康管理服务商应该重视用户需求，完善健康管理的管理功能，提高健康信息记录、分析和评估的准确性以及完备性，提高对用户健康的评估支持，并增加和完善健康相关的知识以及咨询信息，满足用户的信息需求。同时也要保证健康信息的丰富性、完整性、全面性以及准确性，给用户提供更多更好的健康案例，让用户能够幻想到自己使用后的健康状况提升情况。第二，移动健康管理服务商可以通过构建用户的社交网络，加强移动健康管理中的社交互动，提升用户之间的交流沟通，给予用户展现自己、发泄情感、获得认同的机会和平台，满足用户社交形象提升的需求。第三，移动健康管理的

服务企业应该进一步完善和升级移动健康管理中的购物功能，降低消费者感知到的交易成本，发挥专业性、个性化、便利性等优势。同时加强对入驻卖家或合作第三方平台的监督和管理，制定保障消费者权益的机制、规则和制度等，以通过卖家监管，保证产品和服务的质量，进而提高健康类产品和服务的销量。在移动健康管理商业模式设计中应在加强管理功能和社交功能的同时，强调购物功能为消费者提供的垂直类产品的优势，加大对移动健康管理 APP 内电子商务功能和服务的推广和宣传。

1.3 研究内容、方法与思路

1.3.1 研究内容

本书内容共分为 8 章，其中 3～7 章是本书的核心内容，包括移动健康管理的消费者行为分析、基于使用与满足理论的消费者使用意愿实证、基于社会支持理论和黏性理论的消费者黏性及消费者使用和购物意愿实证、基于交易成本理论和价值感知理论的移动健康管理 APP 内消费者购物意愿研究。具体研究内容如下。

第一章为绪论。主要介绍本书研究的背景，提出研究问题，明确研究目的、研究思路、研究内容、研究方法以及本书可能存在的创新点。

第二章为移动健康管理及其商业模式分析。主要阐述了移动健康概念的由来、发展及分类，说明了移动健康管理的理论内涵及外延，总结和分析国内外常见的移动健康管理商业模式以及现有商业模式发展中存在的问题。

第三章为国内外研究现状与相关理论。主要是依据研究对象和研究内容对国内外的相关研究进行综述和分析。首先分析了国内外关于移动健康以及移动健康用户行为的相关研究。其次就研究内容，分析移动应用的消费者使用行为以及消费者的购物行为。然后根据本书的研究对象以及研究问题分析了所要用到的相关理论及其研究。最后总结出现有文献对移动健康管理研究的不足，并确定本书研究的主要问题。

第四章为移动健康管理及其消费者行为研究框架。首先依据移动健康的概念及内涵，拟定了移动健康管理的概念、分类、功能以及特点，并在此基础上根据移动健康管理的功能以及消费者行为分析消费者在移动健康管理中的使用行为、社交参与行为以及消费者购物行为。然后结合信息系统消费者行为意愿的相关研究，提出了本书消费者行为研究的框架，包括消费者使用意愿研究，消费者黏性研究和消费者购物意愿研究等，为后续研究奠定框架基础。

第五章为移动健康管理的消费者使用意愿实证研究。首先基于U&G理论框架分析用户的需求，包括实用需求、享乐需求和社交需求，构建研究模型，通过调查问卷收集数据。其次研究移动健康管理对用户需求的满足及其对用户使用意愿的影响。最后根据移动健康管理的消费者不同特征分析了不同的功能服务对不同类型消费者的需求满足以及对不同类型消费者的行为意愿的影响作用。

第六章为移动健康管理的消费者黏性实证研究。本章主要基于社会支持理论和黏性理论，分析移动健康管理为消费者提供的社会支持包括哪些，如评估支持、实物支持、信息支持、网络支持、情感支持和尊重支持等，然后根据移动健康管理的功能将消费者黏性分为工具黏性和社交黏性，并假设会影响消费者的使用意愿和购物意愿。基于以上分析构建研究模型，通过调查问卷收集数据，通过信度和效度分析以及假设检验，验证研究假设，分析社会支持对消费者黏性的影响作用，以及黏性对消费者使用行为和购物行为的影响。

第七章为移动健康管理的消费者购物意愿实证研究。首先以电子商务链理论为基础，结合交易成本理论和顾客价值感知理论分析了消费者在移动健康管理APP内购物的交易成本感知以及价值感知，并假设交易成本感知负向影响消费者价值感知，消费者价值感知正向影响消费者的购物意愿，基于此构建研究模型。然后通过调查问卷收集数据，通过实证分析验证研究假设，分析交易成本对价值感知的影响作用以及价值感知对消费者购物意愿的影响。

第八章为研究结论及移动健康管理发展建议。首先对全书研究进行总结，得出本书研究的主要结论。然后根据研究结论，提出发展移动健康管理的相关政策建议。最后基于现阶段研究的局限性，提出了未来研究的方向。

1.3.2 研究方法

本书主要以经济学、管理学、社会学以及市场营销和消费者行为等学科为基础，采用文献研究与案例分析、理论分析与实证分析、定性分析与定量分析相结合的研究方法分析和研究本书所提出的问题。

（1）文献研究与案例分析。本书的第二章、第三章主要采用了文献研究与案例分析的研究方法，通过查阅国内外关于移动健康相关的研究文献、移动健康发展报告，拟定了移动健康管理的概念、功能以及特征等，并以运动健康、减肥瘦身等应用作为典型案例，分析移动健康管理的消费者使用行为。查阅了大量消费者使用行为和消费者购物行为的研究文献，以使用与满足理论、社会支持理论、电子商务链理论以及交易成本理论作为基础，搜集相关文献研究，结合移动健康管理典型应用分析，构建研究模型。

（2）理论分析与实证研究。本书第四、五、六章主要采用了理论分析与实证研究相结合的研究方法。结合经济学、管理学、营销学和消费者行为学的理论基础，通过理论分析提出本书研究的问题以及研究内容。以使用与满足理论、社会支持理论、电子商务链理论以及交易成本理论为基础，通过文献搜索和研究，针对理论研究和发展的现状，分析不同理论在移动健康管理研究情景下，研究消费者使用行为、消费者黏性以及消费者购物意愿的适用性，并根据理论分析结果构建研究模型。

在理论分析的基础上通过实证研究证实研究模型的适用性，并通过结构方程模型进行假设检验。首先基于研究模型提出研究假设，设计调查问卷，以随机方式收集数据。通过 SPSS 21.0 录入调查问卷收集到的数据，并对数据进行处理和统计分析，验证整体量表的信度、效度。通过 Smart PLS 进行验证性因子分析，结合因子载荷、CR 以及 Cronbach's α、AVE 确定问卷的可靠性、内部一致性、聚合效度以及判别效度等，最后根据结构方程模型进行路径分析和假设检验，得出研究结果和结论。

（3）定性分析与定量分析。本书第三章通过归纳与演绎的方法提出移动健康管理的概念、功能、特点以及典型类别，通过综合与抽象的研究方法分析移动健康管理的消费者使用行为，并结合理论研究，定性分析移动健康管理对消费者需求的满足、给予消费者的社会支持以及影响消费者移动健康管理 APP 内购物的因素等。同时在第四、五、六章中采用定量分析方法，分析了消费者的基本特征、使用经验以及购物经验等，并利用调查问卷结果，定量分析在不同情境下各个变量之间的相互作用关系，揭示了移动健康管理的发展趋势以及消费者行为趋势。

1.3.3 研究思路

本书以移动健康管理作为研究对象，主要研究消费者的使用和购物行为意愿。首先分析互联网、移动健康以及移动健康类应用的发展现状，提出本书的主要研究问题；其次根据研究对象以及研究问题，提出本书的文献综述和相关研究理论，主要包括移动健康、移动应用的用户行为以及相关理论及研究文献；再次提出移动健康管理的概念，分析移动健康管理的功能、特点以及分类，提出了消费者在移动健康管理中的使用行为、社交参与行为以及购物行为，并根据信息系统消费者行为过程提出了消费者行为意愿研究框架；最后依据消费者行为意愿研究框架构建研究模型，进行实证分析，研究哪些因素影响消费者使用意愿，哪些因素影响消费者的黏性、黏性对消费者使用和购物意愿的影响，以及交易过程中的哪些因素影响消费者移动健康管理 APP 内的购物意愿。最后给出本书的研究结果、建议和展望。本书研究思路如图 1-2 所示。

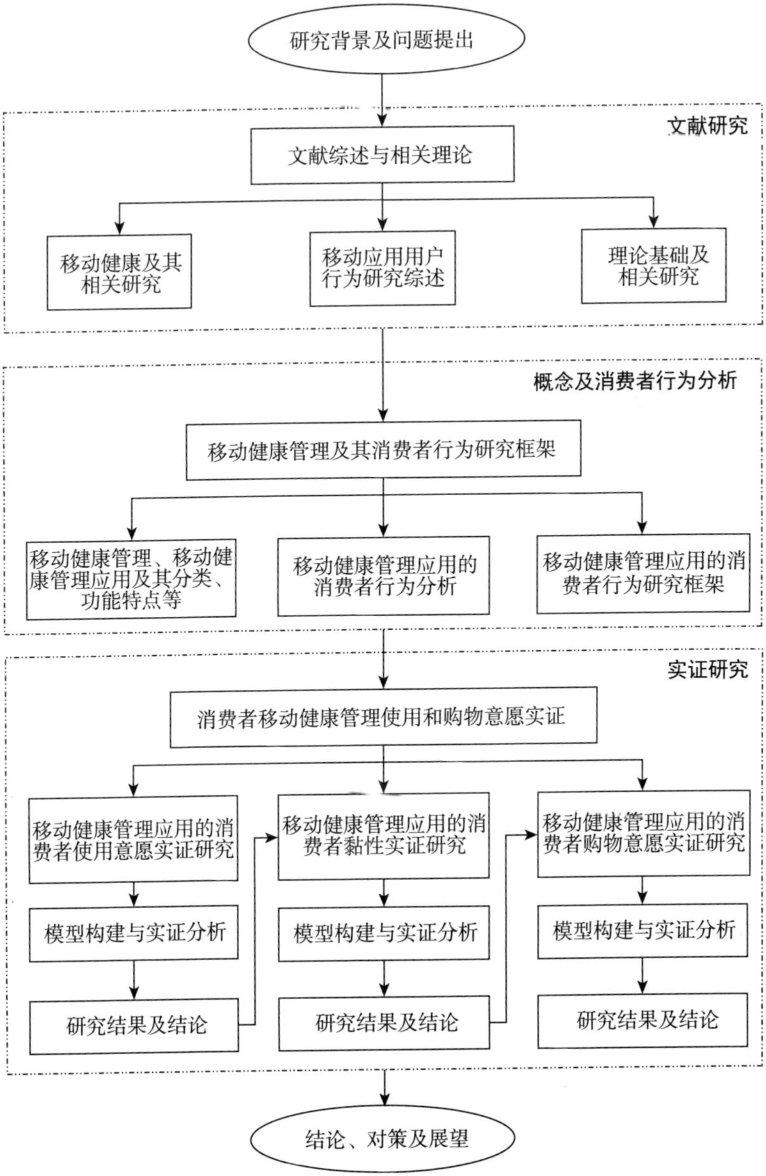
研究背景及问题提出
文献研究
文献综述与相关理论
移动健康及其相关研究
移动应用用户行为研究综述
理论基础及相关研究
概念及消费者行为分析
移动健康管理及其消费者行为研究框架
移动健康管理、移动健康管理应用及其分类、功能特点等
移动健康管理应用的消费者行为分析
移动健康管理应用的消费者行为研究框架
实证研究
消费者移动健康管理使用和购物意愿实证
移动健康管理应用的消费者使用意愿实证研究
移动健康管理应用的消费者黏性实证研究
移动健康管理应用的消费者购物意愿实证研究
模型构建与实证分析
模型构建与实证分析
模型构建与实证分析
研究结果及结论
研究结果及结论
研究结果及结论
结论、对策及展望

图 1-2　本书的研究思路

1.4 主要创新点

通过对移动健康以及移动健康管理发展现状、文献研究的总结与归纳，分析了移动健康管理的概念、特征、分类，结合经济学理论、管理学理论、社会学理论以及市场营销和消费者行为学理论的相关研究，从消费者视角研究了移动健康管理的消费者使用和购物意愿。本书创新点主要体现在三个方面。

（1）细化了消费者健康需求的内容，证实了消费者健康需求满足对消费者使用意愿的影响作用。

根据对移动健康管理的概念以及功能特点的分析，认为基于“工具＋社交＋购物”的移动健康管理模式主要包含健康管理功能、健康社交功能以及消费者购物功能。并基于使用与满足理论认为移动健康管理主要为了满足消费者三个方面的需求：实用需求、社交需求和享乐需求，涵盖健康信息需求、健康管理需求、感知娱乐需求、感知幻想需求、健康社交需求、社交表达需求以及健康形象表达需求。研究结果证实，移动健康管理对消费者 7 个健康相关的需求能够显著影响消费者的使用意愿，且对于不同类型的消费者，移动健康管理的需求满足程度不同，对消费者使用意愿的影响作用也不同。

（2）将社会支持理论和消费者黏性理论应用到移动健康管理的消费者行为研究中，并将消费者黏性分为工具黏性和社交黏性，证实了工具黏性和社交黏性对消费者行为的影响作用。

现阶段关于社会支持对消费者黏性的影响研究较少，主要是信息支持、网络支持以及情感支持对用户使用行为以及参与行为的影响，本书基于研究对象的功能特点，将社会支持划分为评估支持、实物支持、信息支持、网络支持、情感支持和尊重支持，并且根据移动健康管理的功能特征将消费者黏性分为工具黏性和社交黏性，通过实证研究，证实了评估支持、信息支持和网络支持显著影响消费者的工具黏性，而网络支持、情感支持和尊重支持显著影响消费者的社交黏性。工具黏性和社交黏性均显著影响消费者的持续使用意愿和购物意愿，但是工具黏性对消费者持续使用意愿影响作用较大，而社交黏性对消费者的购物意愿影响较大。

（3）基于电子商务链理论分析了电子商务交易过程中的成本感知和价值感知，构建了移动健康管理 APP 内消费者购物意愿研究模型，并从消费者交易成本的角度证实了交易成本负向影响消费者价值感知，并通过价值感知影响消费者移动健康管理 APP 内的购物意愿。

本书以电子商务链理论为基本分析框架，结合交易成本理论提出在交易过程中存在搜寻成本、谈判成本、订单支付成本以及监督成本，并结合价值感知理论将交易过程中的价值感知分为实用价值和享乐价值，构建了移动健康管理 APP 内消费者购物意愿的研究模型。通过实证分析证实了交易成本负向显著影响消费者实用价值和享乐价值，而实用价值和享乐价值显著正向影响消费者移动健康管理 APP 内购物意愿。对于潜在消费者和现实消费者，交易成本对消费者价值感知以及价值感知对消费者购物意愿的影响作用不同。

2　移动健康管理及其商业模式分析

随着经济发展，人们生活方式发生改变，肥胖、糖尿病、老龄化等健康问题成为人们生活中的关键问题，而互联网和计算机的快速发展为用户提供了网上查询、搜集健康信息的途径，以互联网和计算机为基础的电子健康随之快速发展，支持用户进行电子健康实践，为用户提供工具、流程以及通信等服务。信息技术发展迅速，移动互联网和移动通信技术得到广泛应用，基于互联网和计算机的电子健康劣势逐渐凸显，用户寻求更为方便、简洁、快速的健康服务。移动手机和各种类型移动应用的大量涌现，为移动健康发展奠定了基础，移动健康是电子健康的核心部分，被认为是健康电子化的进一步发展，是健康服务的又一大创新。和电子健康相比，移动健康具有无线通信、体积小、重量轻、快捷、方便等特点。基于移动设备和无线网络的优势，移动健康能够随时随地为用户提供健康服务，远程监测用户健康信息，为用户提供个性化、定制化健康解决方案。

移动健康发展迅速，实践中，移动医疗、慢性病管理、运动健康等应用笼统称为移动健康，而在学术研究中学者以移动健康概指移动医疗、健康相关的应用服务、移动慢性病管理、自我健康管理等，因此关于移动健康的概念、范畴以及分类在实践和学术研究中尚未明确和统一。而关于移动健康用户行为的研究，国外研究范围和内容较为广泛，而国内相比国外较为滞后，国内研究以邓朝华、郭熙铜、殷猛等的成果为主，且主要以信息系统采纳理论和健康信念模型为基础，研究用户的采纳意愿和持续使用行为，缺乏对移动健康的细分以及细分领域的研究。移动健康管理也常常被涵盖在移动健康的范畴之内，被认为是移动健康服务的一类。但是现阶段专门针对移动健康管理的相关研究相对较少，主要以移动健康作为研究对象，研究移动健康的模式、消费者行为等内容。因此本章首先分析移动健康以及移动健康的用户行为，为移动健康管理的用户行为研究提供思路。

2.1 移动健康管理的概念、内涵及功能

2.1.1 移动健康概念及分类

（1）移动健康的概念及内涵。随着移动互联网和信息技术的发展，大量与医疗健康相关的服务和应用产生，电子健康（Electronic Health，eHealth）、移动健康（Mobile Health，mHealth）以及移动健康服务（Mobile Health Service）成为医生和患者进行健康信息服务、健康管理的主要方式。通过电子健康和移动健康应用为医生和患者提供医疗、健康信息支持，并指导患者进行自我健康管理。移动健康的定义最早是由 Istepanian 和 Lacal 于 2003 年给出，他们认为移动健康主要是指基于移动通信和网络技术进行的健康服务。2006 年，Robert 教授首先提出移动健康的术语，他认为移动健康主要是指基于网络和数字化技术等，有机地融入医疗卫生服务过程，并结合医疗保险制度所形成的一种具有现代技术特色的医疗卫生服务新模式。世界健康组织把移动健康定义为电子健康的一个分支，通过移动技术为用户提供健康服务和信息。Mechael（2009）从电子市场的角度认为移动健康服务是基于电子健康，在电子市场中通过移动设备为消费者提供健康服务。Ivatury 等（2009）则将移动健康描述为通过移动健康服务平台为用户提供多样化的健康服务，包括健康咨询、医院挂号和本地化服务等。Cubic 等（2010）则认为移动健康主要是通过信息和通信技术（ICT）为移动用户提供健康服务。

移动健康服务和传统的健康服务不同，它能够以较低的成本，时时刻刻为用户提供健康信息、个人健康解决方案、本地化、及时性、便利性的健康服务。随着移动设备的快速发展，大量的移动健

康应用开发出来，为用户提供监测自身健康状况、创建和管理自身健康信息、治疗过程、健康训练计划等的可能性。移动健康的概念、范围和服务内容等逐渐清晰，Akter 等（2013）认为移动健康一般可以定义为通过移动设备传递健康信息进而监测和提高用户的健康水平。Ramanathan 等（2013）认为移动健康为专业人士提供药品及健康服务，以提高他们的工作效率，为消费者提供健康服务，以帮助他们获得有用的健康信息，引导他们进行健康管理。邓朝华（2016）则将移动健康定义为利用移动通信设备（如手机、平板电脑、掌上电脑）来进行健康服务和健康咨询，甚至改变人们的情绪状态。认为他应该包括使用移动设备收集社区和临床医疗数据，将其传递给执业医生、研究人员和病人，实时监测病人的生命体征，并提供保健服务。

随着前人的研究和移动健康发展实践，本书认为移动健康主要指通过移动设备（如手机、PAD 等）为用户提供全面的健康知识、便捷的健康服务和专业的健康咨询，以改善用户的健康状况，解决用户的健康问题，提高用户的健康水平为主要目的的服务。因此移动健康主要服务群体包括普通用户、医生和患者；服务内容包括为用户提供健康知识、健康服务、健康管理和健康咨询；服务目的主要是改善用户健康状况，解决用户健康问题，提高用户健康水平。

（2）移动健康分类。现阶段学者和企业大多将基于移动网络和移动设备的健康服务称为移动健康，如移动医疗、慢性病管理、移动健康信息服务等，但不同的移动健康服务工具具有不同的功能和特点，服务对象不同，服务内容也不同，对用户需求满足以及用户对移动健康应用的感知也不相同。因此笼统地将移动医疗、慢性病管理和移动健康信息服务等均称为移动健康并不能很好地说明移动健康的内涵以及特点，应该针对移动健康进行类别细分。

针对移动健康服务，可以从不同的角度进行分类。根据移动健康的功能，Free 等（2010）将移动健康分为三类：①诊疗服务，主要用来为用户提供诊断、调查、治疗、监测以及管理疾病的服务；②预防服务，主要为帮助用户促进健康、遵照医生治疗等；

③过程服务，主要帮助提高用户的健康护理过程服务，如预约服务等。

根据移动健康服务的用户类别，又可以分为四类：①为移动健康服务研究者提供服务，如数据收集；②为健康专家提供移动健康服务，如医疗教育、电子病历等；③为患者提供移动健康服务，如预约提醒、治疗计划定制等；④为大众群体提供健康服务，如健康行为的改变、婴儿护理以及紧急护理等。

根据移动健康用户群体和服务对象的不同，将移动健康分为两类，一是针对用户或患者的解决方案，直接受众是用户本身，主要提供保健、预防、诊断、治疗和监测的服务，称之为“移动健康”；二是以提升医护工作者的工作效率为目的，一般针对医院内部和医疗有关的专业服务人员，称之为“移动医疗”。易观国际 2016 年 7 月发布的《中国移动健康市场专题研究报告》将移动健康分为养生保健、美容整形、孕婴健康、减肥瘦身、运动健身、健康管理、生理健康、心理健康、两性生活等，主要以服务的具体行业及内容进行分类，但是尚未涵盖全部的移动健康服务，如移动健康信息服务等。

本书根据移动健康的定义，结合前人的研究，如图 2-1 所示，在电子健康的基础上，依据移动健康提供的服务内容，将移动健康服务分为三类。

（1）移动健康信息服务。主要为用户提供医疗健康等相关信息，包括医院信息、医生信息、药品信息、医疗知识等内容，提高用户的健康知识和健康意识。

（2）移动医疗服务。通过移动应用主要为用户提供专家挂号服务、远程诊疗服务、咨询服务、本地化医药服务等，帮助用户解决疾病问题等。

（3）移动健康管理服务。主要帮助用户记录自身健康数据、制定健康计划、提供健康信息等服务功能。

三种类别的移动健康服务，既有交叉，又有侧重。移动健康服务包含健康信息、医疗信息，而移动医疗服务又包含健康信息和健康管理信息等。但是各自的面向对象，主要服务以及服务的主要目的又不相同。移动健康信息服务面向大众用户，侧重于信息服务和知识服务，主要是满足不同类型消费者健康相关的信息需求和知识需求。移动医疗服务主要面向患者，侧重于医疗救助服务，主要目的是为患者提供便利化、便捷化的医疗服务，试图缓解看病难、看病贵的难题。移动健康管理服务主要面向健康和亚健康消费者，主要侧重于预防疾病，治未病，通过健康管理服务实现用户的个人健康个人管理，帮助用户提升个人健康水平，预防疾病的发生。

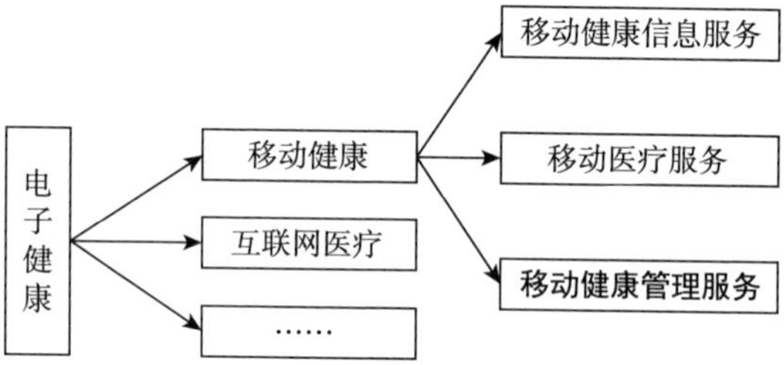

图 2-1　电子健康分类描述

2.1.2　健康管理以及移动健康管理

（1）健康管理的概念。2016 年 10 月 25 日，中共中央、国务院印发了《“健康中国 2030”规划纲要》，以普及健康生活、优化健康服务、完善健康保障、建设健康环境、发展健康产业为重点，大幅提高全民健康水平。健康中国战略成为我国经济社会快速发展基础战略，大健康产业成为最有潜力的产业之一。2022 年国家统计局发布的《中华人民共和国 2021 年国民经济和社会发展统计公报》显示，全年全国居民人均消费支出 24 100 元，比上年增长 13.6%，扣除价格因素，实际增长 12.6%。其中，人均服务性消费支出 10 645 元，比上年增长 17.8%，占居民人均消费支出的 44.2%。按常住地分，城镇居民人均消费支出 30 307 元，增长 12.2%，扣除价格因素，实际增长 11.1%；农村居民人均消费支出 15 916 元，增长 16.1%，扣除价格因素，实际增长 15.3%。全国居民恩格尔系数为29.8%，其中城镇为28.6%，农村为32.7%。其中食品消费支出比重（恩格尔系数）继续下降，而与个人发展和享受相关的支出增长迅猛，居民人均居住、生活用品及服务、交通通信、教育文化、医疗保健支出分别占人均消费支出的23.4%，5.9%，13.1%，10.8%，8.8%。由此可见，随着我国经济发展加快，城乡居民消费者个人可支配收入和消费支出显著提高，其中交通通信、文化娱乐、医疗保健的占比逐渐增大，城乡居民消费者更加重视个人健康。

在人类发展的早期，人类把健康理解为没病；1948年世界卫生组织首次肯定了健康的概念——健康是一种躯体、精神与社会和谐融合的完美状态，而不仅是没有疾病或身体强壮。1989年世界卫生组织对健康进行了新的阐释，提出了涵盖心理、生理和形态的10条健康细则。进入21世纪，世界卫生组织推出健康公式，指出健康由15%遗传因素、10%社会因素、8%医疗因素、7%环境因素和60%生活方式因素决定，人类的外部环境和逐渐西化的生活方式已经成为影响人类健康的主要因素。随着工作和生活方式的改变，形成了众多不健康的生活方式，包括久坐、暴饮暴食、长时间低头看手机等，造成肥胖、颈椎病、糖尿病等疾病大量出现，成为当今影响人类健康的重要问题。在互联网时代如何进行健康管理，如何记录自身健康信息，如何获取健康管理信息，如何保持自身健康成为国家和个人消费者关注的热点话题。

健康管理（Health Management）主要是指有意识且积极主动地通过个人、组织和文化上的干预性努力，以帮助特定的人群改善不健全的状态、提高健康水平和对卫生保健的充分利用。如国内外学者关于健康管理的研究汇总表所示（表2-1），2004年进一步细化健康管理的概念，明确了健康管理的目的是减少疾病，改善健康状况，改进卫生服务利用方式，提高自身生产力等，确定了健康管理的方法是利用新技术有组织地进行管理。而国内学者更多从狭义角度认为健康管理主要是指对个人及群体健康进行全面的监测、分析、评估，提供健康咨询和健康指导以及对健康危险因素进行预防的方法。国内学者对健康管理的定义更加注重对个人健康的监测和管理，是对疾病的预防，是一种健康理念和维持健康的技术手段。因此总结国内外学者研究，本书认为健康管理主要指通过对个人健康的检测、记录、分析、评估，为个人提供健康信息、健康咨询以及健康指导等服务，帮助个人改善健康状况，提高健康水平，减少疾病发生的一种方式。

表 2-1　国内外学者关于健康管理的研究

作者	年份	健康管理的定义
Chapman	1999	有意识且积极主动地通过个人、组织和文化上的干预性努力，以帮助特定的人群改善不健全的状态、提高健康水平和对卫生保健的利用
Chapman L. S.，Pelletier K. R.	2004	为了帮助特定人群中的每一个人减少发病、改善健康状况、改进卫生服务利用方式，以及提高其自身生产力，运用新式技术进行主动、有组织并注重成本效果的一种预防方法
Zwetsloot G.，Pot F.	2004	为了促进个人和组织的健康，对影响公众健康的因素进行系统管理的活动
陈君石，李明	2005	对个人及人群的健康危险因素进行全面管理的过程
陈君石，黄建始	2007	对个体或群体的健康进行全面监测、分析、评估，提供健康咨询和指导以及对健康危险因素进行干预的全过程
Hunter D. J.，Brown J.	2007	围绕政策制定和执行以及服务性组织开展的旨在改善健康的活动。其中心在于组织中有关提高人群健康的服务提供方式和效果改变
Green	2008	一种通过改变人的行为来促进其接受更利于健康的生活方式和提高生命质量的方法
周菲，杨红	2016	是对健康进行全面检测、分析、评估并提供健康咨询、指导及干预的全过程，其核心是预防个体和群体的健康危险因素
刘艳飞，王振	2016	健康管理本身不是产业，只是基于健康的一种理念和维持健康的技术手段

(2) 移动健康管理的概念。随着消费者对健康管理的高需求以及互联医疗、电子健康和移动健康的快速发展，大量涉及健康管理的移动应用和服务出现，此类移动健康应用以培育健康生活、预防和减少疾病发生、提供健康管理为主要目的，既不属于移动医疗，又不仅仅提供健康知识，因此本书认为此类健康应用属于移动健康管理的范畴，如运动健康管理、经期健康管理以及慢性病健康管理等。而在前人研究中，大部分学者并没有严格区分移动健康、移动医疗以及移动健康管理的概念和范畴，大部分研究者以移动健康、移动健康服务以及移动健康管理服务等笼统模糊的概念作为研究对象，既研究信息服务又研究医疗服务，而不同的研究情景具有不同特点，会产生不同的用户行为，且研究结果也将不同。因此要想研究移动健康管理及其消费者行为，就必须先明确移动健康管理的概念和范畴，并分析移动健康管理在整个电子健康中的位置关系，分析移动健康管理的功能特点以及消费者使用移动健康管理的行为意愿等。

电子健康的概念和范畴最为广泛，主要指依托电子工具（包括互联网、局域网、物联网、移动互联网等）所进行的健康服务。如图 2－2 所示，电子健康包含互联网医疗、互联网健康信息和电子健康管理等，基于移动工具的电子健康服务细分为移动健康，具有个性化、便捷性、低成本以及多样性等特点；电子健康根据其服务内容可以分为信息服务、健康管理服务和医疗服务，三类服务在移动互联网以及移动设备情境下，出现了移动健康信息服务、移动医疗服务和移动健康管理服务，均属于移动健康的一部分。随着移动信息技术和电子健康的发展，也将有更多类型的移动健康服务产生，移动健康的领域和分类也将更细化。

本书综合健康管理及移动健康的概念，将移动健康管理（Mobile Health Management）的概念定为用户通过移动工具对自身健康信息进行检测、记录、分析、评估，并根据评估结果制定健康计划，获得健康信息、健康咨询以及健康指导等服务，改善自身健康状况、提高健康水平、培养健康生活方式、预防和减少疾病发生的

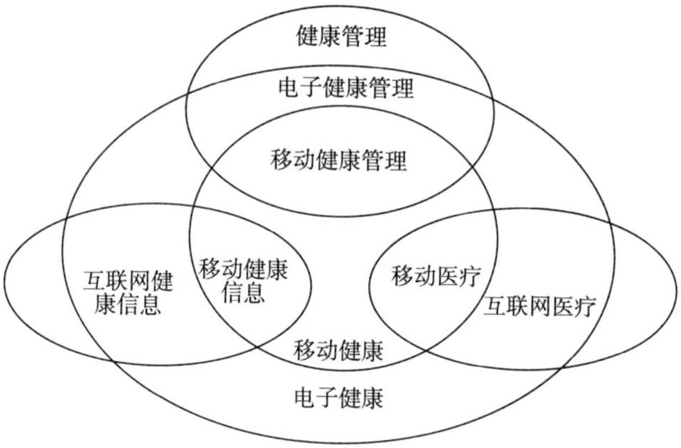

图 2-2 电子健康关系示意图

一种健康管理方式。移动健康管理的主体是用户自身；移动健康管理的对象是自身健康；移动健康管理的工具是移动设备，包括可穿戴设备、智能手机、移动终端等；移动健康管理的内容主要包括个人健康信息的检测、记录、分析、评估，并制定健康计划，获取健康信息、健康咨询和健康指导；移动健康管理的目的是改善健康状况、提高健康水平、培养健康生活方式、预防和减少疾病发生。

2.1.3 移动健康管理的内涵及特点

（1）移动健康管理的内涵。如移动健康管理的概念所描述，符合移动健康管理内涵特征的移动健康应用，均认为属于移动健康管理的范畴，典型的如运动健康、减肥瘦身以及经期管理等移动健康应用，而不符合移动健康管理内涵特征的移动健康应用，可以归为移动健康信息服务以及移动医疗等不同的范畴中。如图 2-2 所示，移动健康管理是移动健康的一个部分，属于健康管理和移动健康的交叉，既具有健康管理的功能，又兼具移动健康的优势和特点。与移动健康信息服务和移动医疗服务具有显著的区别。

①主体不同。移动健康管理的用户主体是用户自身，用户自己使用和管理。而移动健康信息服务以及移动医疗服务的用户主体往

往涉及两个方面，一类是消费者，一类是医疗健康机构及医药工作者，如医院、医生等。消费者主要是为了获取健康信息以及健康服务，而医疗健康机构及医药工作者主要是为了提供健康咨询、健康知识以及医疗健康相关的服务。

②对象不同。移动健康管理的对象是个人用户的个人健康以及健康信息的收集、整理、加工等。移动健康信息服务以及移动医疗的对象分别是医疗健康相关信息以及疾病本身，移动健康信息服务是为了提供医疗健康相关的信息，而移动医疗主要是为了指导和帮助患者治疗疾病。

③服务内容不同。移动健康管理主要服务于个人，提供自身健康的自我管理，和移动健康信息服务不同，既包含了健康知识，又包含了健康服务和健康管理。

④主要功能不同，移动健康管理主要提供健康信息记录、评估以及健康方案制定，和移动医疗服务不同，只是个人健康的自我记录和评估，没有与医院及医生的互动，不存在诊疗环节。而移动健康信息服务主要功能是健康信息的展示，移动医疗的主要功能是基于医疗诊断整个过程展开，包括挂号、诊疗以及愈后跟踪等。

⑤服务目的不同，移动健康管理的主要目的是改善健康状况、提高健康水平、培养健康生活方式、预防和减少疾病发生，而移动健康信息服务主要目的是提供健康信息，而移动医疗的主要目的是提供医疗服务，解决患者存在的健康问题，移动健康管理更侧重于疾病发生前的预防，而移动医疗更侧重于疾病发生时提供医疗服务。

（2）移动健康管理的特点。移动健康管理属于移动健康的一种，继承了移动健康的特点：便利性、低成本、个性化、用户量大等。同时还具有自身特点：内容垂直化、用户年轻化及管理娱乐性等。

①管理便利性。主要指用户可以通过移动健康管理随时随地获取健康知识，快速、便捷地记录和管理健康信息。移动健康管理主要是基于移动互联网和移动设备为用户提供移动健康管理服务，随

着4G网络和无线网络的全覆盖，用户可以随时随地连接到网络查询自己所需的健康知识，移动设备的便利性能够让用户快速、迅速、方便地进行健康信息的记录和健康信息的管理。随着智能设备的发展，大量以记录个人健康信息包括计步、心率、睡眠等可穿戴设备出现，能够不间断记录用户健康信息，同时移动健康管理本身为用户提供碎片化健康管理知识，如5分钟瘦身教程、办公室健身教程等充分利用用户的碎片化时间，以短信息、动图、小视频等形式提示、帮助用户进行健康管理。

②管理低成本。主要指用户能够以较低的时间成本、金钱成本和努力成本进行健康管理。移动健康管理根据用户健康状况推荐自己感兴趣或满足自身需求的健康信息、提供免费的健康指导和健康教程，帮助用户快速制定健康计划，提醒用户进行健康管理，并具有操作简单、方便等特点，用户可以一键注册、快速记录自身健康信息，从而节约了用户信息搜索的时间，简单、快速、方便的操作降低了用户健康管理的努力成本，免费帮助用户制定健康计划、提供健康指导和教程，充分利用用户的碎片化时间，降低了用户在健身房、减肥中心等所花费的时间和金钱。

③服务个性化。主要指移动健康管理能够为用户提供个性化的信息服务、个性化的管理服务。移动健康管理在用户使用初期收集用户性别、年龄、学历等个人信息，并随时记录用户的个人健康信息，充分利用大数据分析用户需求，根据用户需求为用户提供个性化的信息推荐服务，为用户量身定制健康管理服务，根据用户的不同特征以及健康管理的不同阶段，实时记录分析用户健康信息，为用户提供适合用户自身需求的信息及服务。

④内容垂直丰富性。移动健康管理是以健康为主题的垂直移动应用，主要为用户提供不同类型的健康信息，具有内容垂直性和丰富性的特点。移动健康管理主要提供健康相关信息，包括减肥信息、健康饮食信息、运动健身信息、经期及孕婴管理信息等，每一类应用信息内容具有专业性和垂直性的特点。信息内容则主要通过信息咨询模块、信息推送功能、经验分享及话题讨论等方式展现给

用户，具有信息传递多样性的特点，且信息形式丰富，包括短信息、长信息、图片教程、动图、视频教程以及在线直播等，具有信息丰富性的特点。

⑤用户年轻化。移动健康管理具有用户群体范围大，用户年轻化的特点。易观国际 2016 年 7 月发布的《中国移动健康市场专题研究报告》显示，截至 2016 年第 1 季度，累计装机覆盖 7.5 亿人，有 1.5 亿移动端月活跃用户，年龄主要集中在 40 岁以下，25～30 岁用户占 39.2%，占比最多。用户涉及各个级别的城市，且移动应用的主要用户群体是能够使用移动终端设备的年轻用户群体，因此移动健康管理具有用户群体范围广、年轻化的特点。

⑥管理娱乐性。主要指移动健康管理为用户提供健康游戏、勋章功能、奖励活动以及社交活动，让用户管理自身健康的同时，满足用户娱乐性需求。用户可以通过参与健康游戏获取红包、奖品等，通过完成指定的健康计划和任务获取勋章，可以进行勋章的交换，通过社交功能可以组织线上和线下的健康活动，建立和加强用户与用户，用户与应用之间的互动和联系，提高健康管理应用的娱乐性。

2.1.4 移动健康管理应用及功能分析

（1）移动健康管理应用。移动应用主要指的是为用户提供网页浏览、金融服务以及游戏、社交、购物等功能的小程序，通过安装在移动终端包括智能手机、Pad 等设备上为用户提供信息服务、金融服务、娱乐服务以及购物服务等。随着移动互联网和智能手机的快速发展和普及，出现了大量基于安卓、苹果系统的移动应用，包括移动购物应用、移动社交应用、即时通信应用以及移动游戏等。CNNIC 发布的《第 39 次中国互联网络发展状况统计报告》显示，截至 2021 年 12 月，我国互联网健康医疗用户规模为 2.15 亿人，占网民总数的 21.7%，而移动健康应用是现阶段发展最快、潜力最大的移动应用之一。

在前人的研究中，部分学者将移动应用作为整个大类进行研究，而部分学者又将移动应用进行细分，根据移动应用的功能将移动应用分为社交应用、购物应用等小类进行研究。在移动健康的研究领域中，同样存在这样的问题，大部分学者以移动健康或移动健康服务作为研究对象，并没有明确区分研究对象是移动健康模式，还是移动健康应用，属于移动健康信息服务还是属于移动健康医疗服务，且并没有考虑到不同的功能和服务其用户群体、用户特征以及其对用户行为的影响均不同。而只有小部分研究者明确研究对象为移动医疗 APP 或健康 APP，但仍然都是一些比较笼统的概念，没有明确区分两者的不同。移动医疗和移动健康虽然有相同之处，但是其功能、特点以及服务内容都不相同，根据移动健康的概念及分类，移动健康应用又可分为移动医疗应用、移动健康信息应用以及移动健康管理。

本书将移动健康管理拟定为一种管理服务，主要为用户提供个人健康检测、记录、分析、评估，并制定健康计划，帮助用户获取健康信息、提供健康咨询和进行健康指导等功能，用户主要通过移动设备上的健康应用进行健康管理，实现移动健康管理的功能和服务。因此本书将移动健康管理（Mobile Health Management Application）定义为安装在移动终端设备（包括手机、Pad 等）上，为用户提供移动健康管理功能和服务的应用程序，是移动健康管理实现其功能和服务的主要方式，具有方便、易用等特点。

（2）移动健康管理应用的分类。易观国际 2016 年 7 月发布的《中国移动健康市场专题研究报告》（以下简称“《报告》”）显示，根据移动健康的应用类别，将移动健康分为养生保健、美容整形、孕婴健康、减肥瘦身、运动健身、健康管理、生理健康、心理健康、两性生活等。根据移动健康的分类，本书认为《报告》中的养生保健、心理健康和两性生活应用主要为用户提供健康相关的信息，属于移动健康信息服务范畴。美容整形应用主要提供美容整形医院信息服务、医生预约服务、整形诊疗服务等，《报告》中的健康管理既提供了健康信息记录以及健康计划制定和指导的功能，又提供了在线问诊、挂号等医疗服务的功能。因此本书认为美容整形和报告中的健康管理均属于移动医疗范畴。而根据移动健康管理的概念并结合移动健康的应用分类，本书认为减肥瘦身、运动健身、经期管理、孕婴管理等均属于移动健康管理的范畴，具有相同的功能、特点以及目的，且均不涉及移动诊疗的服务及内容。

结合上文对移动健康管理的定义和解析，可以将现有市场上的移动健康管理 APP 划分为以下几大类，如表 2-2 所示。

①运动健身类。运动健身类健康管理 APP，主要是以记录用户的运动信息、健身信息为主，主要目的是提高用户的健康水平，常常借助可穿戴设备等共同完成用户运动健身信息的记录以及评估。主要面向年轻群体，专注于运动健身，主要为用户提供运动、健身、跑步等信息及教程，包括文字、图片、视频等，记录用户个人信息、健身数据、运动轨迹等，帮助用户制定训练计划，并为用户构建线上线下运动健身活动、社交活动，充分调动用户的积极性，利用用户的碎片化时间，以达到运动健身、预防疾病、保持身体健康的目的。典型的应用包括 KEEP、咕咚、悦动圈、悦跑圈等，通过提供健康运动的知识和健身课程为用户传递健康信息；通过运动记录和健身记录获取用户数据对用户健康水平进行分析，指导用户健康运动；通过运动圈、动态以及小组等多种社交形式，形成线上线下的运动健康圈子，进行经验的分享和个人形象的构建；通过内置电商功能实现产品和服务的交易，包括自建商城、第三方平台以及社交模块中的电商等。综合而言，运动健身类 APP 基本上都以功能、社交和电商作为三大主要模块，通过功能来吸引和服务于消费者，通过社交来提高运动健身类 APP 的活跃度，通过电子商务的功能实现商业模式变现。不同的应用又具有自己的创新性，如 KEEP、咕咚等的个性化服务，线上线下协同的运动健康活动，乐动力的直播教学，悦跑圈的线上马拉松等，在相似的模式下又有各自的创新来吸引和服务用户。

②减肥瘦身类。减肥瘦身类健康管理 APP 主要以提供减肥瘦身相关服务为主，主要目的是帮助用户塑造身材，不仅在于健康，

更在于整体身材和形象的管理，主要为用户提供减肥瘦身运动、减肥瘦身方案、减肥瘦身的记录等服务。此类应用主要面向年轻用户，其中以女性用户居多，为用户提供减肥、瘦身、塑形、美体、运动、健身、跑步以及减脂和菜谱相关信息，包括文字、图片、视频以及减肥直播等信息，并记录用户的体重、心率、睡眠、饮食、体脂等变化，根据用户个人需求帮助用户制定减肥瘦身方案，包括健身计划、饮食计划以及针对不同部位的瘦身计划等，在保持健康的同时达到控制体重、减肥瘦身、美体塑形的效果。典型的以减肥瘦身为主的应用有轻+、Feel、薄荷、每日瑜伽、好享瘦、瘦瘦等。一般也包含三大类的功能和服务，一是减肥瘦身记录的功能，包括食物介绍、健康饮食方案、减肥餐单、运动瘦身方案、运动瘦身视频以及饮食记录、运动记录、睡眠记录、热量记录和饮食报告、热量报告以及建议反馈等。二是减肥瘦身相关的社交功能，包括线上和线下不同形式的社交活动，如轻加悦瘦营和奖金挑战、Feel的减肥问答、薄荷的话题分享、好享瘦的享瘦圈、瘦瘦的励志故事等，通过经验分享、瘦身成果分享、减肥瘦身知识问答以及线上线下的减肥瘦身营、各类挑战等多种形式，鼓励和帮助用户参与到减肥瘦身中，促进用户使用和参与减肥瘦身的管理等。三是与减肥瘦身相关的电子商务功能，如轻加商城、薄荷自营商城、瑜伽商城、瘦瘦官方商城等，涉及的功能包括专业化的瘦身方案、减肥瘦身的商品等。

③生理健康类。生理健康类APP主要面向女性群体，以提升女性健康为主要目的，为用户提供经期健康信息、饮食信息等，记录用户的经期信息，自动推算用户的月经期、排卵期以及安全期等，提示用户不同阶段注意事项，包括备孕、减肥、美容、瘦身、性生活等内容，分析评估用户身体状况，根据用户身体情况提供健康行为计划，以达到保持女性身体健康、提高女性健康水平、减少疾病发生的目的。此类健康应用相比其他健康应用更为专业化和垂直化，用户群体更为明确，产品和服务更为专门化。该类应用的私密性较强，根据每个用户的时间差异等，提供个性化的产品和服

务。主要可以归纳为三类，一是经期健康、健康信息、经期管理等相关的信息服务以及经期记录、健康诊断、经期健康评估等相关的经期记录和评估。二是生理健康相关的社交功能，主要为用户提供生理健康相关的话题分享、信息和经验分享以及经期相关的问答等，主要的目的是进行信息共享和经验交流。三是电商相关的功能，主要以女性生理健康的产品为主。除此外，部分应用会根据用户的个性化需求进行创新。

④孕婴健康类。孕婴健康类APP主要面向年轻父母，为用户提供孕期饮食信息、胎儿发育信息以及早教、禁忌等，记录怀孕时间、孕妇身体状况，根据宝宝发育的不同阶段，为用户提供禁忌提醒、产检提醒、喝水提醒以及补充营养的提醒，并提供产后护理知识、宝宝成长状况记录、早教知识等功能，以帮助用户进行育儿管理等。内容以宝宝孕育相关的健康知识和服务为主，涉及孕前、孕中和孕后的健康管理，主要目的是丰富女性孕婴过程中的健康知识，提高孕婴的健康水平和质量。典型的应用有宝宝树、亲宝宝、孕育管家、妈妈帮、柚宝宝、辣妈帮等，功能主要以知识、管理、社交和电商等为主。在知识和管理功能中，根据孕期过程，提供的功能和服务也不同，孕前主要是备孕，包括经期记录、排卵期计算、备孕饮食健康等，孕中主要是孕期健康记录等，包括孕期健康信息、孕期健康记录、孕期体检管理、孕期胎儿发育介绍、胎教以及孕期饮食健康等，孕后健康管理主要是养育健康管理，包括婴儿生长记录、疫苗接种、育婴健康知识、育儿管理、产后恢复、早教知识、孕育工具等。除此外，社交也是孕婴健康的主要功能，包括育儿社区、帮群组、孕妈圈、育儿问答、母婴社区、育婴达人等，主要实现妈妈之间的孕婴知识和经验的交流分享。另外，电商也是该类应用的主要功能，包括宝宝树的美囤、亲宝宝的买买、孕育管家的小熊树、妈妈帮的妈妈帮爱购、柚宝宝的妈妈囤以及辣妈帮的辣妈福利，包含自建商城、第三方商城等，主要就是为孕婴的妈妈们提供备孕、孕期以及育儿等不同阶段的产品和服务。

表 2-2 移动健康管理典型类别的功能特点分析汇总表

应用分类	典型应用	基本管理功能	社交功能	购物功能	主要特点
运动健身	KEEP	训练课程、训练计划、运动记录、训练等级、徽章	同城、动态、小组、话题参与	自建商城	量身定制（个性化）、社交、同城组团
	咕咚	咕咚学院、训练计划、运动记录、运动活动、个人成绩	运动圈、话题分享及讨论、运动团、俱乐部、同城运动、直播	第三方平台、产品评测	线上线下跑步活动、量身定制、经验分享、社交、同城组团、运动得红包
	悦动圈	运动记录、运动资讯	线下挑战赛、同城活动、热门话题、信息分享	悦动圈商城	线下挑战赛、运动活动、社交
	乐动力	运动记录、训练课程、直播教学、健身信息、勋章、计步理财	群组、红包活动	增值服务、商城	训练课程、直播教学
	悦跑圈	跑步记录、训练计划、跑步资讯	挑战活动、话题分享、社交、跑团、线上马拉松	情景电商	跑鞋分享、线上马拉松
	云狐运动	记录跑步、骑行、登山及健走多种运动类型的轨迹、时间、速度、距离以及卡路里，健身减肥视频、睡眠检测	广场推荐、趋势分享、运动展示等	金币商城	强大的运动记录分析功能，新奇活动
	咪咕善跑	运动记录、专业视频及教程	任务达人、线上挑战、朋友圈、集团专区、线上马拉松	增值服务、会员服务盈利	体育+公益+综艺多种元素综合

（续）

应用分类	典型应用	基本管理功能	社交功能	购物功能	主要特点
减肥瘦身	轻加减肥	食物、热量记录、运动视频、减肥餐单、饮食方案	社区、经验分享、轻加悦瘦营、奖金挑战	轻加商城	个性化方案、趣味活动
	Feel	个性化的减肥方案和教程，包括增高、减肥、增肌以及健康管理等	经验分享、问答、热门话题、实时动态	增值服务	专业化方案，收费
	薄荷	饮食、运动、睡眠以及体重等记录及分析、健康报告、饮食运动计划、减肥健身视频	话题分享、好友圈	薄荷自营商城	健康管理功能强大、完善，自营商城产品丰富多样
	每日瑜伽	训练课程	信息共享、话题精选	瑜伽商城	功能性强
	好享瘦	每日运动、饮食、体重记录及分析、减肥瘦身资讯、视频教程、健身听、健身计划、专业营养师	享瘦圈、好友圈	无	健康管理功能完善、信息丰富且形式多样
	瘦瘦	健康运动、饮食信息记录及分析，减肥计划、饮食方案、私人顾问、健身评估	社区发现、瘦身分享、励志故事	瘦瘦官方商城	个性化方案、多种类型服务
	My Fitness Pal（减肥宝）	体重、运动、饮食等记录分析，个性化食谱定制	社区、话题分享、论坛	无	专业的健康管理功能

（续）

应用分类	典型应用	基本管理功能	社交功能	购物功能	主要特点
生理健康	美柚	经期记录、备孕	她她圈、话题分享、信息及经验分享	柚子街（第三方天猫、淘宝）	根据当前状态提供不同的功能，如经期、备孕、宝妈等
	大姨妈	健康信息、经期管理、健康行为管理、医生问诊、减肥计划	姐妹说，根据消费者兴趣精准推荐帖子，话题分享	粉色星期五（自营）	男生版、女生版
	女人秘密	经期记录及管理	话题分享、有问必答	无	健康信息分享及交流
	月来越好	健康诊断、健康管理定制、健康信息、月经记录	无	无	私密性强
孕婴健康	宝宝树	孕育记录、健康知识、饮食健康	圈子、话题分享及讨论、达人	美囤（第三方购物平台）	功能强、服务多样化
	亲宝宝	孕育记录、生长记录、疫苗接种、育儿知识、	育儿社区	买买（自营）	健康管理
	孕育管家	孕期跟踪、孕育记录、孕育知识、孕期工具	育儿问答	小熊树	健康知识丰富、内容多样
	妈妈帮	孕育记录、孕育知识、孕育课程	帮群组，帮信息分享及话题讨论	妈妈帮爱购（天猫、淘宝）	健康记录、信息分享
	柚宝宝	孕育管理（经期管理、孕期管理、育儿管理）、孕育记录、健康知识、孕育知识	孕妈圈、话题分享、孕育交流	妈妈囤（淘宝合作）	专业化、管理功能强大
	辣妈帮	孕育知识、早教知识、产后恢复、孕育工具	母婴社区、专家问答	辣妈福利（第三方品牌）	育儿知识丰富

（3）移动健康管理的功能分析。根据移动健康管理的概念及对典型应用的功能分析，本书依据各功能的内容以及满足用户需求的不同，将移动健康管理的功能概括为三大类：健康管理功能、社交功能和购物功能，实现了移动健康管理的“工具＋社交＋电商”模式组合。

①健康管理功能。健康管理功能主要为用户提供健康知识、健康咨询等；记录、分析、评估用户健康状况；帮助用户制定健康计划等功能，能够让用户随时随地、快捷方便地了解健康信息、管理个人健康。健康管理功能是移动健康管理的主要功能，能够满足用户健康信息需求、移动健康管理需求。如 KEEP 为用户提供不同类型、不同格式的运动健身知识、健身运动资讯、健身训练课程等，记录用户的运动健身信息，根据用户的健康状况，帮助用户指定健身计划，满足用户对运动健身知识、教程等信息的需求，满足用户及时了解自身运动健身状况的需求，满足用户管理自身健康的需求等。

②移动社交功能。移动社交功能主要为用户提供移动健康管理 APP 内的经验分享和交流的平台，主要包括信息及经验分享、话题讨论、同城运动、群组活动及健康社区等功能，给用户提供自我展示、知识共享的平台。用户通过社交功能分享和获取健康知识、活动内容；并建立与其他用户之间的关系、与移动健康管理之间的关系；进而提高用户对移动健康管理的黏性，提高用户信息获取和分享的能力。社交功能主要包括论坛、群组或圈子、问答以及线下活动等。如运动健康类应用咕咚为用户提供运动圈、话题分享及讨论、运动团、俱乐部、同城运动以及直播等功能，满足用户的社交需求，提高用户的参与度，进而提高用户的黏性。

③移动购物功能。移动购物功能主要为用户提供与健康相关的产品及服务，能够根据用户的个人信息及健康状况，利用大数据分析和推荐系统精确推荐用户所需要的产品和服务，属于移动健康管理的主要商业功能，是移动健康管理商业模式的重要部分。移动健

康管理的购物功能主要销售健康类服务和健康类产品，健康类服务包括会员服务、增值服务以及健康方案等；健康类产品主要是通过移动健康管理 APP 内的社交平台以及购物平台进行销售。可以将购物平台分为三类：自建自有商城，根据用户需求自建垂直类电子商务平台，销售自有产品，属于典型的平台内 B2C 模式，一般对应的具有自己的官方网站；自建第三方平台，引进健康相关的不同类型的品牌和产品，为用户提供垂直类商品；产品信息导流，通过社交平台、应用的信息推荐或购物平台进行产品推介，和前两种不同的是产品购买并不是在自身平台，而是将用户引导至合作的购物平台，移动健康管理中的购物功能只是产品信息的发布，并不涉及交易。

2.2 移动健康管理的商业模式分析

2.2.1 商业模式及商业模式画布

商业模式起源于 20 世纪 50～60 年代，20 世纪 90 年代后期开始，互联网技术的发展和商业应用引发了学术界对商业模式定义、本质、要素和分类等的研究，近年来已经成为学术界和企业家关注的热点之一。但是关于商业模式的概念和研究分析框架却未能统一，Timmers 认为商业模式主要是指关于产品、服务和信息流的架构，其中包括描述各种商业的参与者和他们的角色、各种参与者潜在收益的描述以及对于收入来源的描述。Afuah（2004）则把商业模式认为是一种赚钱的框架，包括活动、企业产出以及消费者的收益等。Amit 和 Zott 等人认为商业模式主要指通过探索商业机会进行商业的内容、结构、交易流程的设计，从而获得更大的价值。Osterwalder 和 Pigneur 等人认为商业模式是如何创造价值、传递价值和获取价值的原理，提出价值主张、目标客户、分销渠道、顾客关系、价值结构、核心能力、伙伴网络、成本结构以及收入模式九因素的商业模式研究模型，主张采用商业模式画布的方法分析商业模式。这九种因素覆盖了客户、产品或服务、基础设施和财务能力四个方面，可以通过这九种因素对商业模式进行全面系统的分析，并在《Business Model Generation》中定义商业模式画布是一种用来描述商业模式、可视化商业模式、评估商业模式和改变商业模式的通用语言，被诸多的学者和企业用于商业模式创新的研究和实践（图 2-3）。

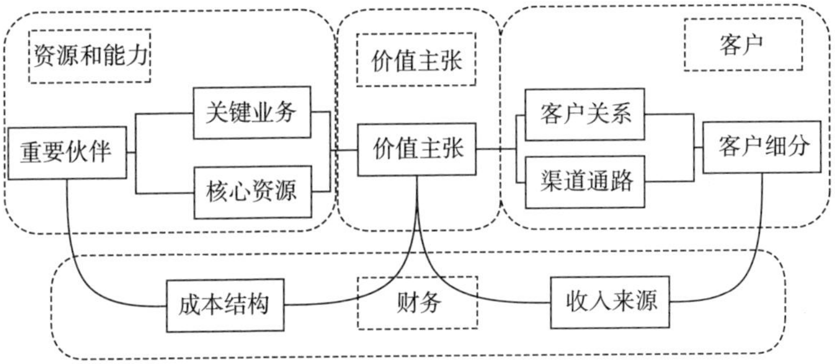

图 2-3 Osterwalder 商业模式画布

如图 2-3 所示，商业模式画布可以分为四个视角，分别是客户、价值主张、资源和能力以及财务，分别解决商业模式中为谁提供，提供什么，如何提供和成本及收入的问题，四大视角细分为九大模块，分别是客户细分、客户关系、渠道通路、价值主张、重要伙伴、关键业务、核心资源，成本结构以及收入来源，具体定义和内涵如表 2-3 所示。

国内外关于移动健康商业模式的分析和研究较少，且系统性不足，邓朝华（2016）分析了移动健康医疗产业链以及移动医疗的商业模式，认为移动医疗的核心是服务于三个主体：患者、医生和医院，以春雨医生、丁香园、好大夫等为例从三个主体角度分析移动医疗为患者、医生和医院所提供的服务及功能，但是并未能说明商业模式的系统结构及核心内容。因此本书试图借助 Osterwalder 提出的九种因素商业研究模型，基于商业模式画布分析移动健康服务的商业模式。

表 2-3　商业模式画布的构造模块定义及内涵

四大视角	九大模块	定义	定义及内涵
客户	客户细分	主要描述企业所要服务和接触的主要人群或者组织	包括为哪些用户或组织提供功能和服务以满足其目标和需求，为哪些用户创造价值，哪些是重要用户
	客户关系	主要描述企业和客户细分建立关系的类型	主要指与目标用户之间的关系是什么，属于哪一种类型？哪些关系已经建立、如何进行整合等
	渠道通路	主要描述企业如何接触和沟通客户细分，传递价值主张	包括指通过什么样的渠道或方式为用户提供服务和功能，如何接触细分客户，如何进行渠道整合等
价值主张	价值主张	主要描述为客户细分创造价值的产品以及服务	包含提供哪些产品或服务以满足用户的价值需求，为用户传递了什么样的价值
资源和能力	重要伙伴	主要描述企业所需要的合作伙伴	主要指谁是保障商业模式运转所需要的合作伙伴或供应商，主要执行哪些关键业务
	关键业务	主要描述企业所要做的关键事务	主要包含传递价值主张、客户细分以及收入来源等所需要的关键业务有哪些
	核心资源	主要指商业模式进行正常的运转所必需的主要的因素	主要指企业的价值主张需要什么样的资源、企业的渠道及客户需要什么样的资源
财务	成本结构	主要指商业模式运转企业需要付出的成本	主要包括商业模式中的固有成本、核心资源成本、渠道建立成本等
	收入来源	主要指企业从客户群体中所获取的现金收入	主要指用户会为什么付费，什么样的价值能够让用户付费

2.2.2　移动健康管理的客户分析

根据商业模式画布分析，移动健康服务的客户即为谁提供功能和服务，主要包含三个部分：客户细分，客户关系以及渠道通路。

如表 2－4 移动健康服务商业模式分析画布所示，移动健康服务的客户细分主要包含四大类。①注重个人健康的人群，此类用户健康意识比较强烈，注重个人健康的保持，使用移动健康服务的主要目的是健身、保持身材以及保持健康的身体。②具有肥胖等慢性病以及突然患病的人群，随着经济发展及人民生活水平提高，肥胖、颈椎病、高血压、高血脂等慢性病已经逐渐成为影响人们健康的主要问题，同时很多患者由于健康知识缺乏，当突然得了某种疾病时，移动健康服务提供的健康知识、健康咨询以及诊疗服务成为他们的主要需求。此类人群主要通过移动健康服务监测自身健康状况，通过运动、节食以及营养搭配等达到减肥、减脂、瘦身的目的，通过健康服务工具实现慢性病的管理，通过医疗健康知识、咨询以及服务等治疗疾病。③年轻女性用户是移动健康服务的主要人群，此类人群关注自身身材、重视自身健康，希望通过瑜伽、跑步、健身、节食等方式保持完美身材，希望通过经期管理等方式了解自身生理状况，保障自身生理健康。新婚及孕期父母，是移动健康服务中经期管理和孕婴管理的主要用户，新婚及孕期父母通过经期管理可以准确计算安全期以及排卵期，以及怀孕后母婴监控和健康指导。④我国老龄化加剧，老年人健康问题成为老人和子女关注的主要问题，老人通过移动健康服务了解健康知识，进行在线咨询等，子女可以通过移动健康服务对老人健康进行监测以及管理。

移动健康服务细分用户主要利用移动健康服务的功能和服务完成自己的目标，实现自身的健康价值，用户与移动健康服务之间是一种用户、患者和消费者的关系。移动健康服务为用户提供免费的信息监测、记录、分析和评估服务，以及社会交互功能，如论坛、话题分享等。同时当用户患病时，移动健康服务为患者提供健康咨询、在线诊疗、预约挂号等服务，普通用户转换成了患者。移动健康服务为用户提供增值服务和商城功能，用户可以购买移动健康服务中的增值服务和商品。移动健康服务和用户之间构成了一种买卖关系，用户成为移动健康服务的潜在消费者，因此移动健康服务的用户又是移动健康服务的消费者。

表 2-4　移动健康管理商业模式分析画布

<table>
<tr><th>重要伙伴</th><th>关键业务</th><th>价值主张</th><th>客户关系</th><th>客户细分</th></tr>
<tr><td rowspan="3">①医药健康服务机构包括医院、健身房以及健康旅游等
②医药健康服务专家（医生、营养师等）
③移动健康设备商
④电子商务平台商
⑤广告商
⑥金融机构</td><td>①咨询服务平台
②医疗服务平台
③健康管理平台
④社交平台
⑤购物平台</td><td rowspan="3">①提供健康信息，传递健康知识
②健康信息监测、记录、评估和制定健康计划，改善健康状况、提高健康水平、预防疾病发生
③健康咨询以及线上线下诊疗服务，满足看病需求
④垂直、专业健康产品</td><td>①用户
②患者
③消费者</td><td rowspan="3">①注重个人健康的人群
②患者（肥胖、糖尿病等慢性病和普通疾病）
③年轻女性和新婚夫妇
④老年人</td></tr>
<tr><td>核心资源</td><td>渠道通路</td></tr>
<tr><td>①知识资源
②技术资源
③服务资源</td><td>移动健康服务</td></tr>
<tr><td colspan="2">成本结构</td><td colspan="3">收入来源</td></tr>
<tr><td colspan="2">①平台建设、维护及管理
②销售推广
③医疗机构及专家服务费</td><td colspan="3">①广告收入
②销售收入
③增值服务</td></tr>
</table>

移动健康服务 APP 作为实现移动健康服务功能和服务的主要媒介，直接为用户提供服务，是移动健康服务实现其功能和价值的主要渠道。移动健康服务基于移动互联网和移动终端设备，接触到用户，满足用户的需求，快速帮助用户记录健康信息、为用户提供健康知识、为用户提供垂直类健康产品，能够迅速、便捷地帮助用户，解决用户存在的健康问题。

2.2.3　移动健康管理的价值主张

移动健康服务的价值主张主要包括四个方面：①提供健康信息，传递健康知识；②监测、记录健康信息，评估和制定健康计划，改善健康状况、提高健康水平、预防疾病发生；③健康咨询以及线上线下诊疗服务，满足用户看病需求；④提供垂直、专业健康产品。

（1）移动健康服务通过各种方式为用户提供各种类型的健康知识，传递健康信息，提高个人用户的健康素养和健康意识。移动健康服务提供的健康知识来源主要有两类，一类是与移动健康服务合作的专业健康养生机构或群体，提供关于运动、健身、减肥等普及型知识，如女性生理期注意事项、如何吃更健康、十分钟减肥瘦身法等。而另一类则是由移动健康服务用户提供的健康知识，包括经验分享、话题讨论、健康类论坛、健康问答等，用户既可以寻找自己需要的健康信息，又可以直接向虚拟社群用户提问，获取健康知识。健康知识的传播又是多样化的，如健康信息推送、健康知识图解、健康知识视频以及运动健康在线直播等，以长短文字、图片、视频、直播等多种方式传递健康知识，从而提高用户的健康知识和健康素养。

（2）移动健康服务主要通过移动终端设备收集、记录、分析、评估用户健康信息，帮助用户制定健康计划，实现用户改善健康状况、提高健康水平、预防疾病发生的价值。移动健康服务通过两种方式收集用户的健康信息：通过用户注册填写用户的基本健康信息，通过移动终端设备监测和收集用户的动态健康信息，如智能手环、智能电子秤等。并根据用户的健康信息与健康标准对比，分析用户的健康状况，根据用户的个性化需求制定用户的健康方案，能够让用户随时随地进行健康监测、随时随地进行健康管理。

（3）移动健康服务通过与医疗机构、医生等合作为患者提供医疗健康知识、在线咨询、在线问诊以及预约挂号等服务，必要时通过 O2O 医疗服务实现线上线下医疗的结合。方便患者了解自身疾病信息，节省患者的就医成本，解决看病难、看病贵等问题。

（4）移动健康服务还根据自身所属分类为用户提供垂直类健康产品，满足用户垂直、专业健康产品的需求。随着电子商务发展，电子商务商品信息已经出现信息过剩，如何快速找到自己所需要的产品已经非常困难，大量的垂直类电子商务平台为解决此问题纷纷涌现，这些 APP 能精准定位用户及用户需求，为用户提供垂直类产品，既能降低用户搜寻产品的时间和精力，又能提高用户购买效率。移动健康服务同样根据运动的健康需求以及健康方案为用户推荐专业化的健康用品、垂直化的购物平台，如跑鞋、瑜伽垫以及女性用品等。快速、便捷地满足用户健康生活、健康管理的需求。

2.2.4 移动健康管理的资源和能力

移动健康服务主要从三个方面满足用户的价值需求：重要伙伴、关键业务和核心资源。

移动健康服务 APP 的重要伙伴主要包括医药健康服务机构（医院、健身房、医药健康服务专家）、移动健康设备商、电子商务平台商、广告商、金融机构。移动健康服务与医疗机构合作，提供空中医院、预约挂号等各种服务。移动健康服务 APP 与医药健康服务专家合作，为患者提供健康指导、用药指导以及养生之道等服务。移动健康服务 APP 与健康、健身、减肥、营养组织或个人合作，主要为用户提供健康知识、提供健康方案以及线上线下的健康指导，包括健康视频的制作、健康方案的制定以及运动健身的在线直播等。移动健康服务 APP 与移动健康设备包括可穿戴设备、移动终端设备等合作，开展移动应用的销售和绑定业务。移动健康服务 APP 与电子商务平台包括自建平台和第三方平台合作，为用户提供健康产品的信息以及健康产品的交易等。移动健康服务 APP 与广告商合作，在移动健康服务中投放广告，提高移动健康服务的广告收入。移动健康服务 APP 与金融机构合作，为用户提供在线增值服务以及垂直类健康产品的交易服务，实现移动健康管理中的资金流转和结算。

移动健康服务 APP 的关键业务主要包括五大类：咨询服务平台、医疗服务平台、健康管理平台、社交平台、购物平台。移动健康服务 APP 通过咨询服务平台吸引用户使用移动健康服务，为用户解答疑难问题。移动健康服务 APP 通过医疗服务平台与医疗机构合作，为用户提供诊疗相关的服务。移动健康服务 APP 利用移动健康设备包括移动终端、可穿戴设备等收集用户健康信息，为用户提供健康管理功能。移动健康服务 APP 通过开发移动健康服务中的社交平台，为用户提供经验分析、线上线下活动以及虚拟群组的沟通、交流和知识传播平台。移动健康服务 APP 通过开发自建购物平台、第三方平台以及购物信息发布平台，与购物平台商合作，实现其购物功能。健康管理平台业务是移动健康服务 APP 的核心功能，通过健康管理功能吸引用户，通过社区功能增强用户的黏性，提高用户的忠诚度，进而实现潜在用户到消费者的转化，实现移动健康服务 APP 的盈利。

移动健康服务的核心资源主要包含三大类：技术资源、知识资源和服务资源。技术资源主要指移动健康服务的系统开发技术、健康管理的信息收集、健康评估以及健康方案制定等技术。知识资源主要是指移动健康服务中的健康信息、健康视频以及健康方案等内容。服务资源主要指医疗机构、医生以及健康专家提供的服务。主要用于服务于移动健康服务 APP 的用户，实现移动健康服务的功能和服务，满足用户的价值需求。

2.2.5 移动健康管理的成本和收入

在诸多的商业模式研究和分析中，盈利模式被认为是整个商业模式的核心内容，甚至部分学者直接将商业模式定义为一种如何盈利的模式。移动健康服务的财务分析包括移动健康服务的成本和收入分析两个方面。

移动健康服务的成本主要包括平台维护成本、销售推广成本以及医疗机构和专家的服务费用。平台维护成本主要包括移动健康服务平台供应商进行系统开发、系统运维、系统管理以及客户关系维护、客户服务等所产生的系列成本。销售推广成本主要包括移动健康服务平台本身的系统推广、竞价排名、广告等费用，如与应用商店的合作、搜索引擎的竞价排名、社交媒体的推广和线上线下的广告推广等。医疗机构和专家服务费用成本主要是指平台签约医疗机构、医生以及专家等所付出的费用，以及医疗机构、医生和专家通过平台为患者服务所需要付出的费用。

移动健康服务的收入主要包括三个部分：广告收入、销售收入和增值服务。广告收入是移动健康服务最主要、最普遍的盈利方式，健康管理以及医疗服务的过程中插入如医疗机构、健康类产品等的广告信息，但广告收入主要建立在大量用户基础之上，所以单单依靠广告收入，在前期是远远不足的。销售收入主要是指移动健康服务通过自建商城、第三方平台等提供健康类相关服务以及产品的交易而获得的收入，比如与健身机构、养生机构等合作，为用户提供的健身计划、养生指导等服务；与电商平台合作提供女性用品、婴儿用品以及与在线药店合作，提供药品等服务。销售收入的前提是用户要依赖平台，并且对平台的使用产生了较强的黏性，当用户数量较大、用户黏性较高、用户具有健康服务及产品需求时，才会选择在移动健康服务 APP 上消费。平台内服务以及产品的销售收入，是移动健康服务 APP 盈利的主要方式之一。增值服务收入主要是指移动健康服务 APP 为用户提供运动健康以及健康监测等增值服务，通过提供有偿增值服务的方式获得收入。三种盈利方式在不同类型的移动健康服务 APP 中不尽相同，大部分 APP 只依靠广告盈利，并未自建商城，提供的所有服务均是免费的；部分 APP 通过广告和销售收入来盈利；还有一些 APP 通过三种方式来盈利。

2.3 移动健康商业模式存在的问题

移动健康服务发展迅速，其商业模式也在探索中不断完善，但是现阶段移动健康服务的商业模式仍然存在问题，可以在商业画布的基础上对移动健康商业模式进一步创新。

2.3.1 准入门槛低、市场混杂、定位不清

现阶段移动健康服务的准入门槛较低，移动监控功能服务平台的开发、运维以及管理的技术难度较低，商业模式较容易模仿，国

家以及市场缺乏准入的监管措施，以至于大量的移动健康服务平台出现，并涉及健康、医疗、医药、心理、生理、两性、美容、养生以及孕婴等多个方面。所有涉及以上领域的传统企业以及电子商务、信息技术企业都想在移动健康领域分杯羹，因此手机系统以及各种应用商店内就出现了针对各种类型的移动健康服务应用，如华为的运动健康、睡眠监测，小米的小米健康以及手环等。市场混杂，消费者难以在大量的移动健康 APP 中找到满足自身需求的产品，同时，这些 APP 质量参差不齐，也存在隐私、安全隐患，给消费者带来较大的使用成本。即使现有做得比较好的移动健康 APP，如 KEEP、咕咚、悦动圈等也存在自身定位不清晰的问题，既想涉及跑步健康、又想涉及运动减肥等，市场定位不清晰会直接造成用户定位、商业模式创新的困难。

2.3.2　用户细分不足，缺乏精准化、个性化、针对性服务

现有的移动健康服务 APP 服务商主要针对不同的用户群体，开发不同的移动健康服务 APP，通过收集用户的健康信息为用户提供针对性的服务。但是在同一群体内用户的细分不足，对用户的需求分析也不足，缺乏针对不同用户的精准化、个性化和针对性的营销和服务。如慢性病用户群体中，存在不同的慢性疾病，并且每个患者的状况不同，动态变化较快，现阶段的移动健康服务应用就很难满足患者的个性化需求。同样针对减肥健康类应用，主要通过运动、饮食等，根据身高、体重、年龄等数据为消费者推荐减肥计划，但是却忽略掉消费者个人健康以及消费者肥胖的原因。针对消费者提供精准化、个性化和针对性的服务也不足。

2.3.3　功能及服务同质化严重、缺乏创新性

互联网络和信息技术的快速发展，使创新型技术的开发和使用不再成为个别企业的优势，当一款产品开发出来之后，很快就会有各种各样类似的产品出现。2010 年网络团购如此，2016—2017 年的共享单车如此，现阶段移动健康的发展也是如此。根据移动健康

服务 APP 的功能分类，可以分为运动健身、减肥瘦身以及经期管理、孕期管理、整形美容等多种类型，常见的 APP 在功能和服务上存在严重的同质化，都可以计步，都可以记录跑步数据，都可以帮用户分析跑步数据，都有跑步健康相关的健康知识，包含各种运动健康产品，并且都有各种勋章、跑鞋、成绩单等激励机制，同质化严重，功能和服务缺乏创新性。

2.3.4 商业模式创新不足、盈利模式单一

市场定位不清晰、客户细分不足以及同质化严重也就造成了现阶段移动健康服务商业模式创新不足，盈利模式单一，竞争优势不明显。商业模式的主要目的是盈利，但是现阶段关于盈利模式的创新不足，现有移动健康服务 APP 的盈利方式主要包括广告收入、销售收入和增值服务收入三种方式，三种盈利方式在不同的移动健康服务 APP 中也不尽相同，大部分 APP 只依靠广告盈利，并未自建商城，提供的所有服务均是免费的；部分 APP 通过广告和销售收入来盈利；还有一些 APP 通过三种方式来盈利。

2.4 本章小节

本章在分析电子健康、移动健康、健康管理等相关概念的基础上，归纳、总结和提炼出移动健康管理的概念、内涵、特点、典型应用及主要功能，明确移动健康管理的内涵和外延，为移动健康管理的研究奠定了基础。在此基础上，结合商业画布理论，构建移动健康管理的商业画布，将移动健康管理的商业画布划分为客户、价值主张、资源和能力、成本和收入四大模块，并从四大模块出发，分析移动健康管理 APP 的现行运行模式。同时重点分析了移动健康管理中心存在的问题——现阶段移动健康管理市场准入门槛较低，市场混杂，很多移动健康管理的自身定位不清晰。这就致使移动健康管理 APP 的用户细分不足，垂直化不足，对用户及用户需求的把控不够精准，缺乏基于用户需求的精准化、个性化和针对性

的服务。这主要体现在移动健康管理 APP 的功能和服务同质化，管理、社交和购物是其基本功能，缺乏各自的创新；商业模式的创新性不足，盈利模式较为单一。

因此，移动健康管理 APP 如何把握用户需求、如何为用户提供精准化的管理和服务、如何提高用户使用移动健康管理 APP 的满意度以及如何在此基础上创新商业模式，也都成为本书研究的主要问题。

3 国内外研究现状与相关理论

根据本书的研究对象以及拟定的研究问题，首先分析现阶段关于移动健康的定义以及移动健康的用户行为。移动健康管理 APP 属于移动应用的一种，而现阶段关于移动健康管理的消费者行为研究较少，所以本章以移动应用为对象分析回顾前人对移动应用的使用行为研究，并在此基础上提出了本书研究的相关理论基础。

3.1 移动健康相关的用户行为研究

关于移动健康用户行为的研究主要以移动健康信息服务、移动慢性病管理、个人移动健康管理等作为研究对象，结合信息技术行为理论、系统成功理论、价值感知理论、健康信念理论以及保护动机理论等研究用户移动健康 APP 的使用及持续使用行为。

3.1.1 基于技术行为理论的研究

信息技术采纳和使用行为是信息系统领域内的研究热点之一，前人研究积累了大量理论，如 TRA、TPB、TAM、UTAUT 等均为研究新技术（服务）的采纳使用提供了理论基础，大量学者根据研究情景不同，基于不同理论和方法研究信息技术采纳和使用行为。移动健康属于移动应用，是一种新型的信息技术（系统、服务），部分学者开始用技术行为理论研究用户的移动健康 APP 使用行为。如 Kim 等（2012）以移动健康信息技术的使用为研究对象，以健康信念理论和技术接受模型（TAM）等为理论基础，证实了感知威胁和感知易用性、感知有用性显著影响用户的使用行为。Guo 等（2013）则认为，部分因素会促进用户使用移动健康 APP，而部分因素会阻碍用户使用移动健康 APP，因此基于双因素理论，以老年用户群体为研究对象，将影响用户使用移动服务的因素分为两个方面：技术复杂性、阻碍其改变的因素和感知有用性、感知易用性。研究发现，对于老年用户群体，技术复杂程度和阻碍其改变的因素均会显著负向影响用户的感知有用性和感知易用性，而用户的感知有用性和感知易用性显著影响用户的使用行为。

3.1.2 信息技术结合健康行为理论的研究

信息技术行为理论的研究证实了移动健康的技术特性，但其他学者则发现移动健康有自身的特殊性。Dennison 等（2013）通过质化研究的方法，以大学生为研究对象分析移动健康对用户健康行为改变的影响作用，研究发现移动健康的准确性、安全性、合法性以及所需要的努力程度、即时效果等均会影响年轻用户使用移动健康 APP。Cho 等（2014）认为用户的认知是影响用户使用移动健康 APP 的主要因素，用户认知包括用户健康意识、健康信息主体、电子健康素养和健康应用使用效率。通过调查分析，研究发现个人健康意识显著影响用户使用移动健康 APP 的行为，而移动健康 APP 使用效率在健康信息主体和电子健康素养对使用行为的影响作用方面起中介作用。

用户对移动健康的使用不仅受到技术特性、自身特性的影响，还受到健康行为理论相关因素的影响，因此部分学者基于移动健康的服务和特点，融合健康信念理论和保护动机理论等研究用户移动健康的采纳行为。Sun 等（2013）认为移动健康服务不仅仅是用户对服务（技术）的采纳行为，也是用户健康行为的改变过程，因此基于技术接受和使用统一理论（UTAUT）、健康信念理论（HBM）和保护动机理论（PMT）分析认为用户使用行为不仅受到感知有用性、使用绩效、主观规范等影响，还受到保护动机中感知严重性、易感性以及反应成本和自我效能的影响，研究证实了 UTAUT 显著影响用户的使用行为，而反应成本负向影响用户行为，自我效能和感知易感性显著正向影响用户行为，而感知严重性的影响作用不显著。Ahadzadeh 等（2015）同样以健康信念理论和技术接受模型为基础构建研究模型，研究健康相关网络服务的使用行为，发现感知健康风险和健康意识显著正向影响用户的感知有用性，进而影响用户的态度和用户的使用意愿。殷猛等（2016）则基于 UTAUT 和 PMT 理论，研究国内用户对健康 APP 的使用意愿，研究发现绩效期望、信任感知、社会影响和努力期望显著影响用户的使用意愿，而自我效能和反应效能又显著影响用户的绩效期望。

3.1.3 基于动机和价值感知的研究

动机和价值感知作为驱动用户使用新技术的主要因素，已经被大量用于研究中。动机可以分为内部动机和外部动机，Cocosila 等（2010）认为用户的内部动机和外部动机促使用户使用移动健康服务，但是移动健康服务的使用存在大量风险，包括资金风险、隐私风险和心理风险，这些风险共同影响用户对整个移动健康服务的风险感知，而风险感知会降低用户的外部动机，进而和内部动机共同影响用户的使用行为。通过实证分析证实了风险感知会直接阻碍用户使用移动健康服务，内部动机会促进移动健康服务的使用，而外部动机的中介作用不显著。

用户对新信息系统的价值感知能够显著影响用户的行为，Deng 等（2014）认为用户使用移动健康 APP 主要是满足其价值，而价值影响用户的态度，进而影响用户的使用行为，因此基于价值—态度—行为（VAB）研究框架和计划行为理论（TPB）证实了用户的价值感知和态度能够显著影响用户的使用行为，而阻碍用户改变的因素显著负向影响用户的使用行为。同样 Lee 等（2015）认为影响用户使用移动健康应用的因素一方面是用户的健康需求，另一方面是用户的价值感知，他们认为当用户具有健康问题时，用户的健康需求较为强烈，显著影响用户使用移动健康 APP。而价值感知则表现为金钱价值、便利性价值和有用性价值，当用户感知到的价值满足程度越高，用户采纳移动健康 APP 的意愿越强烈。

通过问卷调查，研究发现用户的健康需求显著影响用户的便利性、金钱价值感知，但是对有用性的价值感知影响不显著，而有用性、便利性价值、金钱价值则显著影响用户的使用意愿，且有用性的价值感知影响最大，说明在移动健康服务中，用户更注重移动健康服务对个人健康的提高程度。而移动健康的主要功能之一是为用户提供健康信息，Deng 等（2015）研究移动健康信息使用行为，并将价值感知分解为社交价值、实用性价值、认知价值和个人健康价值四个方面，结合信息质量，并将个人健康状况作为调节变量，研究发现信息质量显著影响用户的使用行为，而实用性价值、认知价值对移动健康信息使用行为影响显著，其他价值影响不显著。

3.1.4 基于信息系统成功理论的研究

部分学者认为移动健康主要为用户提供健康服务，移动健康的质量会显著影响用户的使用行为，根据 Delone 和 Melean 的信息系统成功理论，系统质量和信息质量决定用户对信息系统的满意度，并进而对组织绩效等产生影响。2003 年二人对模型进一步修正，加入了服务质量，并且把个人影响和组织影响合并为净收益，把满意度作为衡量信息系统成功的重要指标。Akter 等（2010）则认为移动健康 APP 主要为用户提供服务，服务质量对用户是否使用移动健康 APP 非常重要，因此从平台质量、交互质量和成果质量三个方面衡量移动健康服务的质量，研究服务质量对服务满意度和用户使用行为的影响，研究发现移动健康的服务质量显著影响用户的服务满意度，并进而影响用户对移动健康 APP 的使用行为。Okazaki 等（2012）构建了基于信息系统成功理论的研究模型，证实了系统质量、信息质量和服务质量显著影响用户的总体质量感知，并和网络效益影响用户的价值感知，进而影响用户的使用行为，而后其在 2015 年构建了基于用户互联网经验的研究模型，研究发现基于信息系统质量的研究模型对用户使用行为的解释度更大。为进一步研究用户采纳后的使用行为，殷猛等（2017）研究国内用户对健康 APP 的持续使用意愿，基于期望确认理论和信息成功模型，从移动健康应用的系统视角和用户感知视角出发，证实了信息质量、系统质量和服务质量显著影响用户对健康 APP 的感知有用性，感知有用性和期望确认显著影响用户的持续使用意愿。由此可以看出健康 APP 质量对健康 APP 的推广和运营具有重要作用。

综上所述，移动健康 APP 的用户行为研究尚处于初始阶段，大量研究以移动健康的用户行为为研究对象，并没有细分到移动健康的信息服务、移动健康的管理服务以及移动健康的医疗服务等各个方面，而且主要研究用户的采纳行为，对用户持续使用行为、移动健康 APP 用户忠诚度、黏性以及移动健康的消费者购物行为研究较少。移动健康 APP 主要为了满足用户需求，U&G 理论证实，当用户需求得到满足时，用户对信息系统的使用意愿变强，现阶段尚缺少针对用户需求满足程度对用户行为影响的研究。现阶段大部分移动健康应用为用户提供社交功能，用户可以通过社交功能认识志趣相投的朋友、分享经验、得到他人支持，社交功能显著提高用户对移动健康 APP 的黏性，而移动健康 APP 的工具性功能以及社交功能如何影响消费者黏性，哪些因素影响消费者黏性以及消费者黏性对消费者行为具有哪些影响作用，是否会增强消费者的持续使用意愿，是否会影响消费者的购物行为需要进一步研究。移动健康的服务商主要为企业，广告是其主要盈利方式之一，而大部分应用为消费者提供购物功能以实现移动健康用户流量的变现，消费者可以通过移动健康管理的购物功能购买到垂直类健康产品及服务，而哪些因素会影响消费者在该类 APP 中购买健康产品及服务以及对消费者购物行为的影响作用如何需要进一步研究。

3.2 移动应用的用户行为研究

本书主要研究移动健康管理的消费者行为，消费者行为包括消费者的使用行为、持续使用行为和消费者购物行为。移动健康管理属于移动应用的一种，但是现阶段关于移动健康管理的研究较少，因此本书主要分析移动应用的用户行为及其相关研究，并通过借鉴移动应用的用户行为来研究移动健康管理的消费者行为。

移动应用主要是指安装在智能手机上或平板电脑上，能够运行和完成诸如银行、游戏、网页浏览等任务的小程序，随着移动设备和移动通信网络的发展而产生。常见的移动应用如微信、手机微博、移动银行、移动购物 APP 以及移动游戏、移动健康应用等。CNNIC 第 39 次《中国互联网络发展状况统计报告》显示，截至 2016 年 12 月，我国 95.1%的网民使用手机上网，其中即时通信、综合资讯、微博社交、综合电商和网络直播成为最常用移动 APP，而移动健康类应用成为发展最快的一类。

信息系统用户的使用行为一直以来都是信息系统管理领域最重要的研究方向之一。根据不同的研究对象，信息系统使用行为可以分为组织层面和个体层面的使用行为。组织层面如 ERP 的使用行为研究、电子病历使用意愿研究等，主要研究企业及企业内部工作人员对信息系统的采纳行为；而个体层面主要指个人用户对系统或服务的采纳意愿，包括短信服务、即时通信技术等，以研究个人对系统或服务的感知及使用行为等为主。从研究情景上看，信息系统用户行为的研究又可以涵盖企业系统、移动应用、社交媒体、电子商务网站以及各类服务等。从研究理论上看，主要以信息系统理论、心理学理论、经济学理论以及社会学理论等为基础，包括 TAM、UTAUT、期望确认理论、动机理论、价值感知理论、羊群效应、社会资本理论、社会支持理论等，并融合信息技术、心理、社会等视角研究和分析用户的行为。基于用户使用信息技术的过程分析，用户使用行为可以分为三个阶段——采纳、试用、使用；而基于大量的系统采纳研究，用户对新技术的使用可以分为两个阶段——采纳和采纳后，即用户的初始使用行为和用户使用后行为。使用后行为主要包括持续使用行为、转移行为、推荐行为以及暂停使用行为等，但大部分学者将采纳后行为笼统概括为持续使用行为。本书主要研究消费者对移动健康管理的使用行为，因此从消费者采纳前的使用行为和采纳后的持续使用行为以及购物行为三个方面进行分析。

3.2.1 移动应用的用户使用行为研究

关于移动应用的用户行为研究，大部分学者主要以信息系统采纳理论为基础，结合社会学、心理学等理论，研究不同类型的移动应用用户行为，涵盖 TRA、TPB、TAM、UTAUT 等多个理论，并涉及移动银行、移动游戏、移动购物、移动服务以及移动政务等多个研究情景。

Davis 在理性行为理论 TRA（Ajzen.、Fishbein，1980）的基础上，舍弃了 TRA 中的主观规范、规范信念等构成，提出了技术接受模型 TAM（图 3-1）。用户行为意愿研究中大量的研究基于 TAM 理论，引入其他特征变量来解释消费者某种特定新技术或服务的用户行为。Luam 等（2005）研究用户对于移动银行的使用，发现感知有用性、易用性、可信度、自我效能、金融成本等因素显著影响用户行为。Ha 等（2007）基于 TAM 提出用户接受移动游戏的模型，认为感知有用性、感知易用性、流体验、感知愉悦、感知吸引力和感知低付出影响用户的态度。Fang 等（2005）发现影响用户使用移动游戏、移动交易和其他服务的因素各不相同，如感知趣味性影响其采纳移动游戏，感知有用性和安全影响用户从事移动交易，而感知有用性、易用性显著影响其采纳其他服务。邓朝华等（2007）利用技术接受模型和网络外部性研究用户移动服务的使用行为。Zarmpou 等（2012）以移动服务为研究对象，结合关系驱动、信任以及创新性，扩展 TAM 研究用户对移动服务的使用行为，证实了 TAM 以及信任等对用户使用行为的影响。王晰巍等（2015）以 TAM 作为理论基础，基于信息生态视角，认为团购 APP 的信息、信息人、信息环境和信息技术显著影响用户对团购 APP 的使用，实证研究表明了信息人和信息技术的显著影响作用，而信息环境和信息的影响不显著。赵玉攀等（2015）基于 TAM 结合政务 APP 互动性、移动性、情景感以及临界质量的特点，研究公众对政务 APP 的使用行为，再次证实了 TAM 在研究用户采纳和使用行为中的有效性。

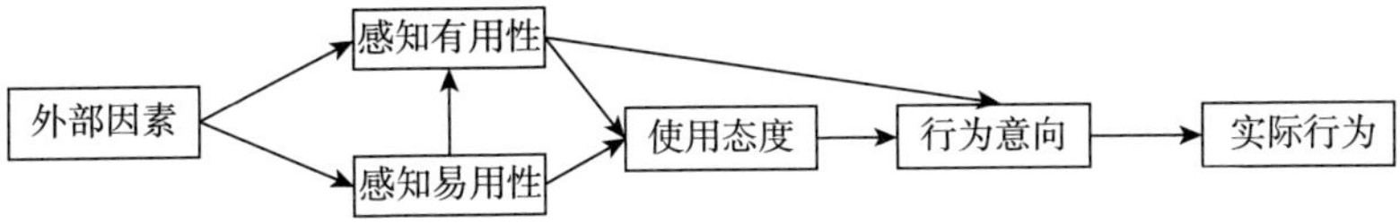

图 3-1　Davis 的技术采纳模型（TAM）

2003 年 Venkatesh 等人在对前人 TAM 相关研究总结的基础上，整合技术接受与采纳八大理论，提出整合型技术接受与使用理论（UTAUT）来分析影响用户使用意愿和使用行为的因素。UTAUT 模型认为用户采纳和使用信息技术主要受四个因素影响，包括绩效期望、努力期望、社会影响和便利条件，其中前三个影响因素直接影响消费者的意愿，便利条件对消费者行为具有直接显著影响，模型中加入了性别、年龄、经验和自愿性四个调节变量（图 3-2）。2012 年 Venkatesh 等在 4 大因素的基础之上，新增了享乐动机、价格价值、习惯三类因素，并在实证研究中证明新增的三类因素在消费者信任和新技术采纳方面具有重要作用。更新后的模型解释力度更强，应用性更加广泛，被众多的学者根据研究对象，添加不同的影响因素用于不同的研究中。Shin（2009）以移动钱包为例，结合 TAM 和 UTAUT 模型，分析感知安全、感知信任以及自我效能对移动钱包使用行为的影响，研究发现感知信任和感知安全显著影响用户的使用意愿和使用行为。殷猛等（2016）

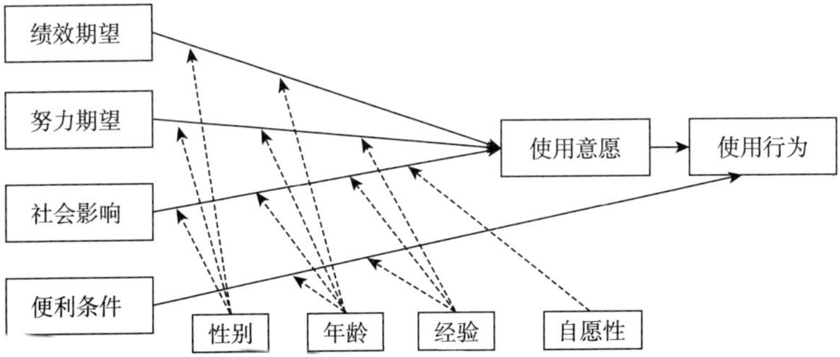

图 3-2　整合技术采纳与使用统一理论（UTAUT）

基于UTAUT和PMT理论研究国内用户对移动健康APP的使用行为，研究发现绩效期望、信任感知、社会影响和努力期望显著影响用户的使用意愿。

除了信息系统理论之外，动机理论、价值感知理论和使用满足理论同样被用于研究移动应用的用户行为，动机主要是指在自我调解下，有机体使自身的内在要求与行为的外部诱因相协调，从而形成引发、维持行为活动，并促使行为活动向着某一目标前行的内部动力。Cocosila等（2010）认为用户的内部动机和外部动机促使用户使用移动健康服务，通过实证分析证实风险感知会直接阻碍用户使用移动健康服务，内部动机会促进移动健康服务的使用，而外部动机的中介作用不显著。同样用户针对移动应用的价值感知能够显著影响用户的行为，Deng等（2014）认为用户使用移动健康主要是满足其价值，而价值影响用户的态度，进而影响用户的使用行为，因此基于价值—态度—行为（VAB）研究框架和计划行为理论（TPB）证实了用户的价值感知和态度能够显著影响用户的使用行为，而阻碍用户改变的因素显著负向影响用户的使用行为。使用和满足理论（Uses and Gratifications，U&G）产生于20世纪40年代，广泛用于大众媒体的研究，主要集中于用户需求对大众媒体使用行为的影响。学者基于马斯洛夫需求理论，认为用户总是选择能够满足用户需求的新技术使用，因此将U&G应用于用户行为和持续使用行为的研究中，当用户感知到的新技术功能和服务能够满足用户需求时，用户使用新技术，而当用户使用后，新技术的功能和服务满足用户需求时，持续使用该技术。Ho等（2010）基于动机理论和U&G理论，研究用户对移动电子书的使用行为，证实了需求动机越强烈，用户的使用意愿越强烈。Chen等（2015）则以移动O2O应用作为研究对象，认为用户使用移动O2O的主要需求是便利性、信息性、娱乐性和社交，并证实了需求对使用动机具有显著影响作用，并影响用户对移动应用的使用。我国学者李岚冰（2016）基于马斯洛夫需求理论和U&G理论，认为交往需求和尊重需求能够显著影响用户对微信的使用，通过实证分析证实了微信对用户需求的满足程度显著影响用户的使用意向。

3.2.2 移动应用的持续使用行为研究

基于信息系统理论的移动应用的采纳及使用行为研究已经非常丰富和成熟，涵盖了各种类型的移动应用，同时学者也发现部分移动应用能够被用户长期使用，而部分移动应用一段时间后往往会被用户卸载，转而使用其他应用或不再使用。因此学者们开始关注并研究为什么用户持续使用某些信息系统，哪些因素影响用户的持续使用行为。关于持续使用行为的研究，现阶段主要从四个方面来研究。

一是以技术采纳理论为基础，如 TAM 和 UTAUT 等，认为当用户使用过信息系统后，用户的绩效期望及努力期望等越高，用户的持续使用意愿越强烈。Kang（2014）在 UTAUT 的基础上，分析用户使用移动应用的动机、工作绩效等，构建基于绩效期望、努力期望和社会影响，以及娱乐动机、信息搜寻动机、社交动机的移动应用用户使用模型，证实信息动机、努力期望、娱乐动机等显著影响用户的持续使用意愿。朱多刚等（2016）基于 TAM 模型和信息系统成功理论，研究移动政务的用户满意度和持续使用意愿，证实了信息质量、系统质量和服务质量显著影响用户的有用性感知，而系统质量影响用户的易用性感知，且有用性和易用性显著影响用户的满意度和持续使用意愿。

二是以 Oliver 于 1980 年提出的期望确认理论（Expectation Confirmation Theory，ECT）为基础，用户满意度来自用户使用信息系统后的体验感知与期望的比较，当满足用户期望且有用性感知较高时，用户满意度较高。用户的满意度和感知有用性直接影响用户的持续使用意愿。Zhou（2011）以手机服务为研究对象，基于期望确认理论研究了手机服务的持续使用意愿，模型中加入了感知易用性、使用成本等影响因素，研究发现感知易用性正向影响用户的感知有用性、满意度和持续使用意愿，而使用成本能够降低用户的满意度。期望确认理论的其他研究假设均支持。Hsu 等

(2015) 基于价值感知和期望确认理论研究了用户对移动APP的持续购买行为，通过对当前用户和潜在用户构建研究模型，发现期望确认显著影响绩效感知、物有所值、情绪和社交，并显著影响用户的购买意愿和满意度。赵延昇等 (2015) 分析移动支付的“移动+社交”模式，从风险认知和主观参照的角度，基于ECT理论研究用户对移动支付APP的持续使用行为，研究表明主观参照和效用期望均能显著影响用户的持续使用意愿，其中效用期望在主观参照和持续使用之间起中介作用，而风险认知显著负向影响用户的使用意愿 (图3-3)。

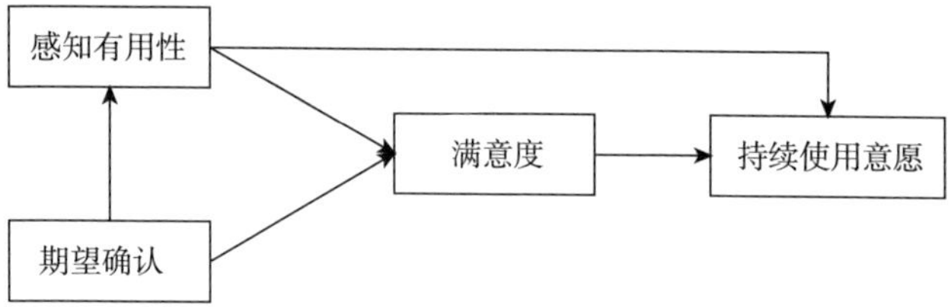

图3-3　期望确认理论模型 (ECT)

三是以DeLone、Mclean 1992年提出的信息系统成功模型 (Information Success Model) 为主，2003年又加入了服务质量的影响因素。该模型认为，信息系统的成功主要体现在系统质量、信息质量、服务质量、使用、满意度、个人影响和组织影响等维度，其中系统质量、服务质量、信息质量直接影响用户满意度和使用意愿。赵扬等 (2015) 以移动图书馆为例，基于信息系统持续使用理论 (ECM-ISC) 研究用户对移动图书馆APP的持续使用行为，研究表明系统质量、信息质量和服务质量显著影响用户的期望确认，并通过期望确认、感知有用性和满意度影响用户的持续使用行为。赵英等 (2016) 以微信、微博和人人网为例，以信息系统成功模型、期望确认理论和动机理论为基础，研究了用户对社交媒体的持续使用行为，构建了三种不同的社交媒体持续使用的影响因素模型 (图3-4)。

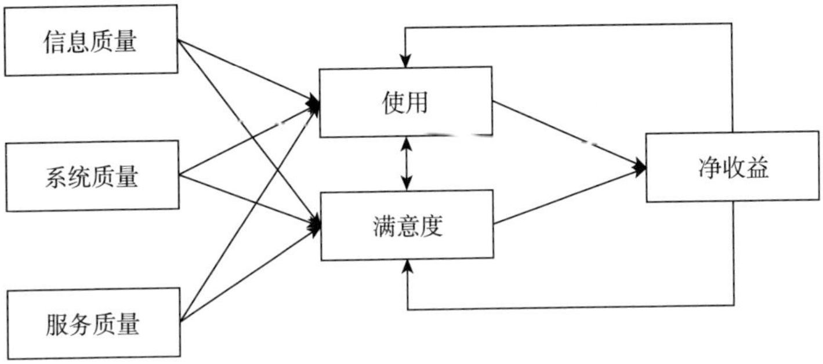

图 3-4 新的信息系统成功模型

四是以 U&G 理论为基础，认为用户的需求越得到满足，用户的持续使用意愿越强烈。U&G 理论主要用户大众媒体的持续使用意愿及行为研究，后扩展至网络游戏、社交媒体、移动应用等系统的持续使用行为研究。闵庆飞等（2016）以微信作为研究对象，基于使用满足理论和期望确认理论，研究用户使用微信的心理机制。结果表明，沟通效率、娱乐性以及社交地位提升这三种正向的价值期望差异能正向影响行为态度（满意度和情感性承诺），而正向维持人际关系的价值期望差异只能通过正向影响满意度对持续使用意向产生显著正向影响；正向的自我展示价值差异对满意度和情感性承诺均没有显著性影响。

综上所述，随着移动应用的发展，其用户行为成为移动应用研究的主要方向之一，且基于信息系统采纳和持续使用理论的用户行为研究日益丰富和成熟，TAM、TPB、UTAUT、ECT、系统成功理论、U&G 均被成功应用于用户行为研究，从不同的角度揭示了移动应用的用户行为及其影响因素。移动应用用户行为的研究对象涵盖了移动银行、移动即时通信、移动购物、移动社交以及移动健康等各个研究情景，但针对移动健康的研究多采用信息技术采纳及行为理论，且主要研究其采纳行为，而对用户持续使用行为的研究较少。移动健康管理属于移动应用的一种类型，现阶段针对移动健康管理的研究较少。移动健康管理包含“工具＋社交＋购物”功能模式，既涵盖移动服务、又包含移动社交和移动购物，现阶段尚没有针对此种特殊模式的研究。U&G 理论既可以适用于大众媒体的用户行为研究，又可以适用于移动应用的用户行为研究，但现阶段基于 U&G 理论针对移动健康类应用的研究尚属空白，有待进一步分析和研究。

3.2.3 移动应用的消费者购物行为研究

随着电子商务的发展，网络购物已经成为现今消费者主要购物方式之一，而从不同角度针对消费者购物行为的研究则有助于帮助企业开发新产品、提升服务质量，制定营销策略、提高企业竞争力。针对网络购物的研究已经非常成熟，主要从消费者购物意愿探讨消费者的购物行为，理性行为理论（TRA）和计划行为理论（TPB）及其 Pavlou 等（2006）、Morwitz 等的研究均表明了用户的意愿能够显著预测用户行为。消费者网络购物意愿的研究根据其购物阶段可以分为初始购物意愿、再次购物意愿等；根据消费者的购物环境可以分为互联网络购物、移动购物、社交购物以及 APP 内购物行为研究等。根据产品和服务类型不同，又可以分为实物型包括体验性产品、搜索型产品以及信念型产品和虚拟产品，包括增值服务、数字产品等购物行为研究。针对不同类型、不同环境和不同研究对象，基于信息技术行为理论、社会学理论和心理学理论等研究消费者网络购物的影响因素、消费者满意度以及再次购物意愿的影响因素等。而随着移动互联网、移动应用以及社交网络的发展，社交网络、移动应用、消费者购物已密不可分，移动 APP 内购物行为研究成为消费者购物行为的研究热点之一。因此本书主要回顾移动应用内消费者网络购物行为及其影响因素的相关研究。

移动网络和智能手机的发展使大量的移动应用出现，包括移动游行、移动购物、移动运动等，诸多移动应用为了盈利开始转向电子商务，盈利模式不再仅仅局限于广告，出现了增值服务、虚拟产品以及 APP 的交易等。现阶段大量学者主要研究用户对移动 APP 的使用行为，而只有小部分学者开始关注移动 APP 内的消费者购物行为。关于移动 APP 内的消费者购物行为研究现阶段研究主要集中于国外，主要以移动APP的商店、移动游戏等中的虚拟产品、移动服务中的相关增值服务等购物行为为研究对象，研究价值感知、服务等对消费者购物行为的影响。

对于我国APP商店来说，APP大部分是免费的，企业主要通过虚拟产品、增值服务以及会员服务等盈利。而对于国外APP商店来说，APP付费是企业的主要经济来源之一，因此部分学者研究APP商店内APP的付费购买意愿。Garg等（2012）主要研究APP商店中的应用排名与用户付费的关系，以Apple商店为例，研究发现排名与用户购买行为正相关，价格与用户购买意愿负相关，且排名越高，用户购买的意愿越强烈。Hsu等（2015）以ECM理论为基础，研究APP store中消费者APP的购买意愿，研究发现对于所有用户，期望确认显著影响用户的价值感知和满意度，而价值感知中只有金钱价值影响用户的购物意愿，而情感价值影响用户的满意度，进而影响用户的购买意愿，而除此以外，APP的排名以及APP store中存在的替代品均会影响消费者的购物行为。Roma等（2016）认为APP商店中用户的购买行为与APP本身的特点有关，其商业模式显著影响APP的销售，以苹果商店和谷歌Play为例，研究发现在苹果商店下，付费和增值服务的盈利模式比免费模式对APP的销售影响更大，而在Google Play中，付费和免费模式没有太大区别，但是增值服务模式效率最低。

对于企业，增值服务和虚拟产品是企业盈利的主要模式，对增值服务和虚拟产品的购物行为研究也是APP内购物行为的主要研究。Oh等（2015）研究APP的增值服务购买意愿，研究流行排名、广告对用户购买意愿的影响，研究发现广告能够提高流行排名，提高流行排名有助于提高用户的购买意愿，广告对购买意愿的影响受到流行排名的调节作用。Hsu等（2016）主要研究APP内增值服务的购物意愿，研究发现实用性价值和娱乐价值显著影响用户的满意度和态度，并影响用户的黏性和购物意愿。APP的满意度越高，用户的购买增值服务的意愿越低，即用户满足于现有服务和功能时，用户对增值服务的购买意愿就会降低。同时研究发现用户的社会定义显著影响用户的黏性和购买意愿，但是社交影响的影响作用不显著。Hsiao 等（2016）以在线游戏作为研究对象，研究用户的价值感知对用户忠诚度和购买意愿的影响，将价值感知分为四类：情感价值、质量价值、社交价值和金钱价值。研究发现，对于潜在用户，金钱价值是影响用户购物意愿的主要因素，而所有价值对用户的忠诚度均有显著影响。对于已经购买过的用户，金钱价值、好玩以及奖励是影响用户购物的主要因素，所有价值均显著影响用户的忠诚度。用户忠诚度显著影响用户的购物意愿，同时购物意愿也受到消费者性别、习惯和收入的影响。

综上所述，现阶段 APP 内消费者的购物行为研究尚不成熟，主要以增值服务、虚拟产品以及 APP 的付费购买行为研究为主，而对于很多 APP 内嵌的社交商务功能以及商城功能尚未研究其购物行为及影响因素，如运动健康 APP 即包含健康功能，又包含社交功能和商城功能，哪些因素影响用户在此类 APP 中的购物行为尚未研究，而现阶段对于我国国内消费者 APP 内购物行为的研究更少。

3.3 消费者行为相关理论

3.3.1 使用与满足理论

使用与满足理论（Uses and Gratifications theory，U&G）最早于 1940 年提出，用来研究无线通信的用户行为，后被广泛应用于媒体的用户使用研究。使用与满足理论成为传播研究上的一个重要转折点，传播研究从传播者的角度转向受众的角度，认为用户选择和使用媒体是为了满足个体用户心理需求，作为理论框架揭示了为什么一种通信媒体满足用户各方面的需求。U&G 理论框架为学者研究用户为什么会选择使用媒体满足其需求奠定了基础。最早主要用于研究传统媒体的用户行为，包括报纸、电视等相关研究，随着互联网和移动智能的快速发展，大众媒体、新媒体以及社交媒体成为主流媒体，诸多学者基于 U&G 理论研究新媒体等对用户需求的满足及用户的使用行为，包括对邮箱、虚拟社区、社交网络以及在线游戏等的研究。U&G 理论框架的研究范围逐渐扩大和细化，而随着移动应用的发展，移动应用中的社交媒体被认为是一种新的信息及知识传播媒介，基于 U&G 的移动社交媒体的用户行为研究开始出现。

随着网络发展，交流通信工具被大量用户使用，Raacke 等（2008）以 U&G 理论为基础探索用户为什么会使用社交网络、哪些因素影响用户使用，而用户的使用满足了哪些需求，以 MySpace 和 Facebook 为例，证实了无论男性或女性用户，使用社交网络主要是认识新朋友、找到老朋友，而社交网络的使用满足了用户和朋友保持联系的需求。基于 U&G 理论框架为学者研究新技术及媒体对用户的需求满足奠定了基础，笔者认为用户选择某一信息系统或媒体，主要是因为该系统或媒体满足了用户的生理或心理需求，如信息需求、娱乐需求、情感需求、社交需求等，需求的满足能够显著影响用户的使用行为。Shao（2009）分析个人用户使用电子媒体的需求，包括信息需求、娱乐需求、情感管理需求，并通过发表内容满足自己的社会表达以及自我提升需求，而感知易用性和用户可控性能够显著提高用户的使用并满足用户的需求。Li 等（2015）研究用户对在线游戏的使用主要是满足了用户的使用性需求、娱乐需求和社交需求。Ang 等（2015）以学龄青少年为例，研究他们在线朋友关系以及对心理需求满足程度和生活满意度的影响，证实了网络使用习惯以及在线交流和信息披露能够显著影响青年学生的心理需求，进而影响学生的生活满意度。

现阶段 U&G 的相关研究主要以社交媒体、信息系统等为研究对象，主要研究用户的使用行为，微信在国内被大量用户使用，李岚冰等（2016）以微信为研究对象，基于使用与满足理论和马斯洛夫需求理论认为使用微信是为了满足用户的交往需求和尊重需求，通过对大学生调查分析证实了交往需求和尊重需求显著影响大学生使用微信的意愿。Gallego 等（2016）以虚拟教育作为研究对象，基于 U&G 理论认为用户持续使用虚拟在线学习是因为虚拟在线学习满足了用户便利性、娱乐性、社交性以及信息搜寻和状态搜寻等需求，而其中娱乐性、信息需求等的影响作用较大。刘行军等（2016）认为用户传播微博信息主要是为了满足用户需求，基于使用与满足理论，证实了信息获取、成员身份以及关系维持显著影响微博浏览行为，而影响力、情感共享以及自我呈现显著影响用户评论微博的行为。Malik 等（2017）研究 Facebook 上用户照片分享的意愿，认为情感诉求、吸引力诉求、信息披露、娱乐、信息分享和社交互动及社会影响能够影响用户在 Facebook 上分享照片的意愿。

随着基于 U&G 理论的成熟，基于 U&G 理论框架整合其他理论，如 TAM、价值感知理论、动机理论等来研究用户的使用意愿和持续使用意愿成为重要的研究角度之一，而研究对象也从社交媒体扩展到移动应用、信息服务上来。

社交媒体的研究是 U&G 的主要研究对象之一，且对于社交媒体使用行为的研究，不仅仅考虑到社交媒体对用户需求的满足，也考虑到社交媒体的社交属性以及技术属性等对用户行为的影响。Wang 等（2012）拓展 U&G 研究框架，整合情感、认知、社交以及习惯等因素，研究用户的需求、社交媒体使用以及满足程度之间的关系，证实社交媒体的使用显著受到情感、认知、社交以及习惯等需求的影响，而这些需求满足程度对使用行为的影响则是一个动态变化的过程。Ifinedo 等（2016）以社会影响理论和 U&G 理论为基础，认为影响大学生使用社交媒体的主要因素在于两个方面：社会影响以及价值满足，通过调查分析证实了内生化和身份认同以及自我发现价值、娱乐价值、个性化价值和社会提升价值显著影响用户社交网络的使用行为，其中娱乐价值和个性化价值的影响作用最大。

随着研究范围的扩大，信息服务、移动应用等的用户行为研究均可基于 U&G 理论，并结合信息系统的特性来分析。Luo 等（2014）研究用户对网络信息服务的使用和满意度，认为不仅需求能够影响用户的使用行为，技术特征、用户动机和用户需求也可以共同影响用户行为，因此基于TAM和U&G理论，整合研究表明U&G中的内部动机显著影响用户的使用行为，证实了TAM对信息服务的解释度和娱乐动机对用户使用行为的影响。胡勇（2016）则以微信的持续使用意愿为研究对象，基于U&G和ECT理论证实了使用微信的期望确认能够显著影响用户的认知需求、社交需求和娱乐需求，三者共同影响用户的满意度以及持续使用意愿，其中社交需求的影响作用最大，符合微信的社交通信的功能本质。而Lin等（2017）则基于U&G理论和社会支持理论，研究用户发表口碑的影响因素，研究发现社交收益、社交提升、经济激励、消息兴趣、即时社交情感交流和即时信息支持能够显著影响用户的口碑发表意愿，其中即时社交情感交流和即时信息支持的影响作用最大。

综合以上研究可以看出，U&G理论既可以单独用于研究用户的需求满足程度对用户行为的影响，又可以整合其他理论从多个方面和角度研究系统特性、用户特性以及研究情景特性等对用户使用行为的影响。大部分学者基于U&G理论主要研究用户的持续使用行为，即当用户的需求得到满足之后，用户的持续使用意愿强烈，也有部分学者基于动机和马斯洛夫需求理论研究用户的使用意愿，即在用户使用该系统或媒体之前，针对该系统或媒体的使用对用户需求满足程度有一定感知，当用户的满足程度感知越高时，用户越偏向使用该系统或媒体，因此U&G既可用于已使用用户的行为研究，又可用于未使用用户的行为研究。而影响用户使用该系统或媒体的因素主要包括实用性需求、社交需求、享乐需求以及认知需求和尊重需求等，针对不同的研究对象，其需求满足程度亦不相同，大部分学者主要基于研究情景的特殊性分析对用户需求的满足构建研究模型，从不同的视角分析用户的行为。

3.3.2 社会支持理论

社会支持的概念最早由Cobb于1976年提出，主要指通过信息引导让主体相信自己是被关心、被喜爱、被尊重的，是交互义务网络中的一员。目前学术界对社会支持并没有形成统一的界定，Lin 等（1981）认为社会支持是个个体处于危机之中可以获得的来自他人、社会群体等的资源支持；Shumaker 等（2010）认为社会支持是在至少两个人以上之间进行的资源交换，目的在于提高接受支持一方的福祉。我国学者丘海雄（1998）认为，社会支持是个人、组织等基于一定社会网络对弱势者提供物质、信息或精神等帮助或服务。移动健康管理作为一种媒体形式包含工具性功能和社交网络功能，能够为用户提供用户需要的信息、服务、帮助以及为用户创建网络群组满足用户之间的沟通互动等需求，主要目的是提高用户的健康知识、健康管理能力以及个体健康水平，因此我们认为社会支持理论能够适用于移动健康管理的研究中。

社会支持理论最早应用于精神病学领域，后来被引入到社会学、心理学、管理学等领域中，认为用户通过社交媒体等获取健康、心理以及购物等各方面的支持，社会支持进而影响用户的行为，包括使用行为、健康行为和购物行为等。张鑫等（2017）以农民工的公共图书馆信息服务作为研究对象，从信息性、工具性、社交性和情感性支持等方面分析了农民工对公共图书馆利用率低的影响因素。Davis 等（2015）在 Facebook 上获取数据，证实社交媒体是用户获取社会支持的重要途径，而且对于促进个人健康非常重要。社会支持不仅能够影响用户的健康，而且能够影响消费者的行为，而且社会支持理论能够增强关系质量，降低心理压力，对于关系建立非常重要。Liang 等（2011）也证实了由情感支持和信息支持构成的社会支持能够影响消费者和在线社区的关系质量，同时影响消费者的社交商务意愿。消费者经常通过网上品牌社区获取支持，Zhu（2016）等证实了网上品牌社区的信息支持和情感支持能够显著影响消费者的满意度，消费者的满意度可以让消费者产生三种行为，包括向公司反馈产品信息、向消费者推荐产品、帮助其他消费者。

前人针对不同的研究对象，认为社会支持包含不同的内容，信息支持和情感支持是社会支持中最常见的两种类型，Hajli 等

(2014) 则以情感支持和信息支持为社会支持的构成变量，证实了社会支持影响关系质量，进而影响消费者社交商务的意愿。吴菊华等 (2016) 基于社会支持理论研究品牌社区中的内容创造，研究结果表明信息支持和情感支持能够显著影响用户的内容创建行为，并进一步影响用户的价值创造体验。陈爱辉等 (2014) 基于社会支持理论研究社交网络服务用户的活跃行为，表明了情感支持和信息支持能够显著影响用户的情感承诺，进而影响用户的活跃行为。而除了信息支持和情感支持外，网络支持即用户具备相同的网络社群，通过网络社群能够为用户提供支持，Lin 等 (2016) 则认为社会支持由信息支持、情感支持和网络支持组成，能够显著影响用户的社会支持，并影响用户对社交媒体的关系承诺以及持续使用意愿。

除了信息支持、情感支持和网络支持外，Oh 等 (2013) 以 Facebook 为例，认为通过在 Facebook 上进行健康帮助寻求，能够为用户提供评估支持、网络支持、尊重支持以及情感支持和实物支持，并影响用户的健康效能。Lin 等 (2015) 则将社会支持分为行为支持和关爱支持，行为支持包括信息支持和实物支持，关爱支持包括情感支持、网络支持和尊重支持，研究结果表明两种社会支持均影响用户提供支持的意愿。综合以上分析，可以认为前人根据研究对象和研究内容的不同，将社会支持的内容分为信息支持、情感支持、网络支持、实物支持、评估支持、尊重支持几个方面。移动健康管理不仅为用户提供健康管理、信息查询等服务和功能，还为用户提供社交平台，通过跑友圈等社交形式，让用户共享经验、交流互助。根据前人研究，笔者认为，集合工具性功能和社交功能的移动健康管理能够为用户提供评估支持、实物支持、信息支持、网络支持、情感支持和尊重支持。

3.3.3 消费者黏性理论

(1) 消费者黏性的概念。目前国内外学者主要从系统视角和消费者视角界定黏性的概念。黏性最早来源于信息系统，Zott (2000) 从网站的角度认为电子商务网站的黏性指的是网站保留用户并且持续返回的能力。Xu 等（2010）、Hsu 等（2014）和 Lien 等（2017）以网站、微博和微信作为研究对象，同样认为黏性是网站保留用户并使用户保持持续访问的能力。而 Hsiao 等（2016）研究消费者对餐馆的黏性，认为黏性是相对于竞争者来说所具备让消费者持续消费的产品或服务。因此可以看出，从系统视角定义的黏性主要指的是系统所具备的吸引或促使消费者进行持续或再次使用、消费的能力。而随着研究的深入，部分学者意识到黏性不仅仅来自系统所具备的能力，更主要的是消费者个体的主观意愿，因此 Li 等（2006）从消费者的角度认为黏性是消费者基于一种根深蒂固的重复访问一个网站的承诺关系，即使受到情况变化和市场营销的影响仍然重复访问和使用一个网站的行为。Lin 等在 2007 年以及 2010 年的研究中则认为黏性是指消费者返回和长时间访问一个网站的意愿，Kumar 等（2014）则认为黏性是消费者愿意花更长的时间去访问一个网站，无论是单次访问还是多次访问。Wang 等（2016）借鉴 Li 等（2006）的研究认为消费者对团购网站的黏性是消费者对网站重复使用的一种承诺关系，而且这种承诺关系不受到情景和市场营销影响的强关系。Yen（2016）研究社交网络，认为黏性所描述的是消费者对网站的依赖，这种依赖关系发生于消费者对网站有积极的态度，对网站内容、功能和服务具有强的依赖性。从以上的概念中可以看出，黏性的概念不仅仅是对系统功能特点的描述，而且是对消费者对系统依赖以及承诺关系的描述，因此 Zhang 等（2016）则认为黏性即使消费者长时间访问一个系统的行为意愿，也是系统吸引消费者再次访问的能力。因此笔者认为消费者黏性不仅仅是对系统能力和消费者意愿的描述，而是对系统所具备的吸引消费者再次或长时间访问以及消费者主观意愿的承诺和依赖关系的描述，即消费者黏性在本书中主要是指由系统所具备的功能支持和满足消费者需求、吸引消费者多次或长时间访问能力，进而使消费者产生对系统的依赖或强的承诺关系，继而产生多次或长时间访问该系统的意愿或行为。

（2）消费者黏性的影响因素。关于消费者黏性影响因素的研究，主要是基于三个方面。

第一认为黏性主要来自系统的功能特点，Hsu 等（2014）以微博为研究对象，研究发现微博信息的有用性能够增强消费者黏性，而微博上的无用信息能够降低消费者黏性。Lassar 等（2014）从消费者的视角证实了口碑的形成受到忠诚度和黏性的影响，而消费者对网站的黏性受到网站特征的影响。符晓阳等（2014）基于层次分析法从个人心理和网站设计两个方面分析消费者黏性的影响因素，证实了个人特质、群体认知以及网站设计的有用性、易用性和趣味性显著影响社交网站的消费者黏性。

第二认为黏性主要来自消费者的自我感知、价值感知等，如消费者的信任感知、价值感知以及需求满足等，Judy 等（2007）认为积极态度显著影响消费者对购物网站的信任，信任和消费者的积极态度显著影响消费者对购物网站的黏性，Hsu 等（2016）也认为实用性感知和娱乐性感知显著影响消费者的态度和满意度，进而影响消费者的黏性。薛君等人则认为消费者的感知有用性、心流体验以及满意度均通过消费者的持续使用行为影响消费者的黏性，而结构化特征以及网络使用习惯促使消费者黏性的产生。而 Yang 等（2014）以 Facebook 为研究对象，将消费者价值分为新奇价值、社交价值和娱乐价值三个方面，证实娱乐价值对消费者 Facebook 黏性具有显著影响作用，而社交价值和新奇价值的影响作用不显著。其他学者则从心理学的角度，认为消费者的黏性等同于消费者的忠诚度，是衡量网站绩效的重要指标，受到心流体验的影响，而心流体验又受到感知有用性、互动性、娱乐性和涉入度的影响，而 Guo 等（2016）则证实了认知需求、自我协调、心理自主权显著影响消费者的参与行为，并影响消费者的价值共创和黏性。

第三认为黏性受到两个方面的影响，系统的自身特征影响消费者的自我感知，而消费者的感知影响消费者对系统的黏性。Li 等（2006）结合承诺信任理论基于关系质量视角研究网站的黏性，研究发现网站卷入规模、满意度显著影响消费者对网站的承诺，而满意度、网站上的交流质量和机会行为显著影响消费者的信任，通过信任和承诺影响消费者对网站的黏性。Chiang 等（2015）则证实了需求因素、自身因素以及环境因素影响消费者的分享动机和行为，而消费者的分享动机和行为影响消费者的黏性。符晓阳等（2014）基于层次分析法从个人心理和网站设计两个方面分析消费者黏性的影响因素，证实了个人特质、群体认知以及网站设计的有用性、易用性和趣味性显著影响社交网站的消费者黏性。Wang 等（2016）研究发现网站质量显著影响消费者的价值感知和满意度，而价值感知和满意度影响消费者的信任和关系承诺，进而影响消费者对团购网站的黏性。Lien 等（2017）证实环境质量和结果质量显著影响消费者的满意度，满意度影响消费者对微信服务的黏性。

综上所述，消费者黏性的影响因素受到三个方面因素的影响。第一是系统的特征因素，包括系统的系统设计、系统质量以及系统的内外部特征，如信息的有用性、功能的全面性、服务的及时性以及网站设计的清晰等。第二是消费者的自我感知，如自我需求的满足程度、自我价值的实现、消费者对系统的态度以及消费者对系统的满意度等。第三是系统特征对消费者感知的影响，如网上消费者的交流质量、网站设计的有用性、易用性和趣味性、网站的质量、环境质量和结果质量等影响消费者的动机、信任、态度以及满意度，形成消费者的承诺和依赖关系，进而影响消费者的黏性。

（3）消费者黏性的影响作用。消费者黏性的影响作用主要是研究哪些因素影响消费者黏性的形成，而消费者黏性对消费者行为的影响作用也是主要研究方向之一。消费者黏性对消费者行为或意愿的影响作用从概念上来看主要表现为两个方面，消费者对系统的再次或多次重复使用、消费者对系统的长时间使用。而基于研究对象的不用，消费者黏性对消费者的影响则主要表现在两种行为上，第一是消费者黏性能够影响消费者的使用行为，即消费者的对系统的黏性能够使消费者再次或多次持续使用该系统，如巴晶等（2012）根据虚拟社区的特点，将消费者对社区的特点分为技术黏性和社会黏性，并证实了消费者黏性能够影响消费者的行为意愿包括浏览意愿、参与讨论以及转换意愿，而且不同的黏性对消费者行为意愿的影响不同。同样 Lien 等（2017）证实环境质量和结果质量显著影响消费者的满意度，满意度影响消费者对微信服务的黏性，其中黏性和满意度均影响消费者的使用意愿，且黏性对消费者使用意愿的影响作用最大。第二是消费者黏性能够影响消费者的购物行为，如 Judy 等（2007）研究表明消费者对购物网站的黏性能够显著影响（$\beta=0.62$）消费者在该购物网站上的交易意愿，Hsu 等（2016）基于 ABC 态度模型研究 APP 的黏性及 APP 内消费者的购物意愿，认为消费者的黏性受到消费者认知的影响，而消费者对 APP 的黏性也会影响消费者在 APP 中的购物意愿。因此笔者认为消费者黏性的影响作用主要包括两个方面，即能够影响消费者多次持续的使用该系统和能够促使消费者在该系统中进行购物。

3.4　电子商务相关理论

3.4.1　电子商务链理论

电子商务链是由西安交通大学李琪教授于 2003 年首次提出，主要利用商务链的概念描述电子商务的交易流程，揭示了电子商务的一般框架，并对电子商务链中的主要环节提供了指导性的分析方法。“商务链与交易链是将商务和交易活动进行联系与划分，并使之有序化的逻辑链条，它们高度抽象地将商务或交易活动表现为不同的节点，每个节点分别代表一定的经济事务，通过将这些节点有效地串联起来，共同形成了一个商务链或交易链。”电子商务链理论自提出以后就成为电子商务理论以及实践分析研究的框架，其中张越等（2012）基于电子商务链概念构建了以商务链为核心的农业电子商务发展模式，以推进农产品标准化和品牌建设。李琪等（2014），张维群等（2014）基于电子商务链理论分析了网上交易欺诈的特征以及其测度设计和应用，丁慧平等（2016）则基于电子商务链分析了第三方服务外包平台创新模式。

电子商务链理论经过不断研究和发展，逐渐丰富和完善，形成了交易前、交易中和交易后三大阶段，包含身份确认、商品展示、沟通谈判、签订协议、交易支付、商品配送、确认交易、售后服务、商务评价、纠纷处理十大节点（图 3-5）。王璇等（2015）基于电子商务链理论分析了 O2O 电子商务模式的构建和发展，指出 O2O 可以在不同节点下实现线上线下模式，梁妮等（2015）则基于发展后的电子商务链框架分析在消费者交易过程中，每个节点会发生哪些欺诈活动，并基于网上交易信用服务体系的研究，分析在不同节点中，应该采取哪些信用服务工具以增强消费者的信任感知。由此可见，电子商务链理论及研究框架已经发展为一种普适性的研究框架，基于电子商务链研究框架的分析，能够使电子商务过程中的商务行为更加具体化、清晰化，电子商务交易活动的运行机理和创新性分析和研究也更加深入，因此在移动健康管理交易成本的分析过程中，笔者认为电子商务链研究框架非常适合分析移动健康管理中电子商务活动的交易成本。

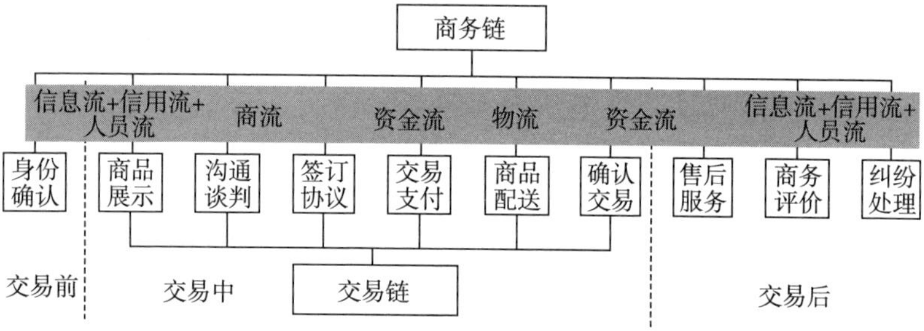

图 3-5　电子商务链理论框架

3.4.2　交易成本理论

交易成本理论是由 Coase 于 1937 年提出，用于解释企业的本质，后泛指为促进交易发生而形成的成本，Williamson（1975）在交易成本理论的基础上，综合其他理论认为交易成本来源于六个方面，有限理性、投机主义、环境不确定性与复杂性、少数交易、信息不对称以及交易气氛，共同作用产生交易成本。并且在后续的研究中将交易成本区分为事前成本和事后成本。由于电子商务具有减少交易环节、提供丰富信息、降低信息不对称等优势，降低了交易成本使网络购物成为商品交易的主流渠道。Strader 等（1997）认为无论对于买方还是卖方而言，传统市场和电子商务市场存在显著的区别，交易成本理论能够很好地解释消费者在面对传统交易渠道时为何会偏向选择网络渠道进行产品交易，Gensler（2012）分析了两种渠道各自的特点，以及在不同渠道下驱使消费者选择购物渠道的原因，证实了交易成本因素对消费者感知的商品效用影响能够导致消费者做出不同的购物渠道决策。

交易成本是人们为了完成交易而付出的货币、知识、时间、体力等各种成本的总和，根据研究对象、研究情境以及研究角度的不同，交易成本具有不同的维度。国内外学者对于交易成本已经有大量研究，其中 Liang 等（1998）根据交易的流程将交易成本分为六大类——比较成本、检查成本、谈判成本、支付成本、物流成本和售后服务成本。Teo 等（2005）研究消费者在线购物意愿，认为消费者购物意愿受到交易成本的影响，而交易成本主要包含三个方面——搜索成本，监督成本和获取成本，而交易成本的来源主要是品牌、绩效以及环境的不确定性。Yeonggug 等（2009）研究在线旅游产品的交易，分析了交易成本主要包括信息搜索成本、比较成本和监督成本。Wu 等（2014）研究在线购物的重复购买意愿，将交易成本分为信息成本、道德风险成本以及特定资产成本三个维度，并证实了三种成本负向影响消费者的价值感知和重复购买意愿。

国内学者薛君（2010）在 Williamson 交易成本理论的基础上，从消费者的角度提出了交易过程中可能产生的成本，包括资本专用类成本、学习成本、搜索成本、时间成本、货币成本和风险成本。李琪等（2010）分析 B2C 电子商务网络交易的成本，将交易成本分为学习成本、搜索成本、时间成本、货币成本以及风险成本。卢馨等（2012）根据前人电子商务交易成本的研究，认为电子商务交易成本包括总交易成本、搜寻与比较成本、验证成本、协商成本、下单与付款成本、物流成本、售后服务成本以及风险成本。王崇等（2016）基于商品效用模型，认为交易成本主要分为四个部分，搜寻成本、评价成本、支付成本和时间成本，并证实了四种成本能够显著影响消费者购物渠道的选择。

因此可以看出交易成本是消费者进行购物时渠道选择的重要因素，且传统市场、电子商务、移动商务以及社交商务等不同的商务情景所产生的交易成本不同，交易成本可以根据交易过程分为货币成本、时间成本、努力成本等，而根本交易流程可以分为学习成本、搜索成本、评价成本、谈判成本、下单与支付成本、物流成本、售后服务成本等内容，而且针对买卖双方的不同，交易成本的分类又不同。

3.4.3 顾客价值感知理论

（1）顾客价值感知的概念及维度。顾客价值感知是企业竞争优势的主要来源，是企业发展和企业盈利能力的决定性因素。Zeithaml（1988）将消费者感知的价值分为 4 类，即价值是低价，价值是指某类产品中任何消费者都想要的，价值是相对于消费者付出的价格而获得的品质，价值是相对于消费者付出而获得的事物。因此 Zeithaml 将顾客价值感知定义为消费者基于所得与所失的基础上对一个产品或服务效用的总体评价，是产品价格和质量的权衡。该定义被诸多研究者所接受，并被认为是影响消费者选择行为的重要因素。而 Holbrook 在 1999 年和 2006 年的研究认为单从价格和质量来衡量价值则过于狭隘，忽略了在消费过程中享乐的成分，认为消费者的购物过程不仅仅是一种购买过程，更是一种情感上的需求和欲望的自我满足，将顾客价值感知分为实用价值和享乐价值。研究者关注的不再是产品本身，而是消费者从购物过程中获得的体验，如消费者的享乐价值，感官价值等。

顾客价值感知可以分为不同的维度，且根据研究情境以及研究对象的不同而发生变化，最常见的消费者价值感知包括实用性价值、情感价值和社交价值，如 Sheth 等（1991）提出了五种类型的消费价值，包括功能价值、社会价值、情绪价值、尝新价值和条件价值。Babin 等（1994）则认为消费者对于购物有不同看法时会产生不同的评估，实用性价值和享乐价值是揭示消费者购物意愿的重要因素。Sweeney 等（2001）根据在线零售的情景将消费者的价值感知概括为功能价值、社交价值和情感价值。而贺和平等（2013）从在线购物体验的角度，着重研究消费者的体验价值，分为经济性价值、社会性价值、享乐性价值和利他性价值，证实了消费者体验能够影响消费者的体验价值，进而影响消费者的在线购物意愿。除此以外，消费者价值感知根据研究对象的不同，还包括交易价值、效率价值、美学价值，以及绩效价值、金钱价值和情感价值等。

（2）顾客价值感知的影响因素及影响作用。针对顾客价值感知的研究，主要包含两个方面，哪些因素影响顾客的价值感知，以及顾客价值感知对用户行为有什么影响作用。根据价值感知的定义和不同维度的分类，总体上可以认为价值感知受到成本和收益的影响，即当消费者感知的获取收益大于付出成本时，消费者的价值感知就越高。常见的消费者获取的收益包括产品或服务质量以及价格、购物渠道的有用性、购物渠道的易用性、便利性等，而阻碍因素即成本主要为购买产品所需要付出的金钱、时间以及精力等。如 Chen 等（2003）的研究表明，顾客价值感知受到成本和收益两个方面的影响，在整个购物中，成本表现为感知到的风险，而收益则主要指产品质量和产品价格。而贺和平等（2013）的研究也说明了体验价值受到用户体验的影响，用户体验越高获取的收益越高，用户的价值感知越高。而 Wang（2014）主要探讨移动政务情境下价值感知的影响因素及其影响作用，研究结果表明易用性、有用性、移动性以及安全性等使用收益能够影响消费者的价值感知，进而让用户产生对移动政务的信任和满意。

虽然价值感知能够受到感知收益和感知成本的双向影响作用，但是现阶段的研究中，主要以消费者感知收益对价值感知的影响作用研究为主，感知成本对价值感知的影响作用研究较少。其中王崇等（2016）分析移动电子商务的特性，认为消费者价值感知受到移动电子商务交易成本的影响，并证实了评价成本、支付成本负向弱影响于感知价值，而风险成本对感知价值的影响作用显著。Wu 等（2014）同样认为成本发生于交易过程当中，而消费者的价值感知产生于交易过程的每个阶段，影响消费者价值感知的不仅仅有收益，成本也是重要的影响因素，研究结果表明信息搜寻成本、道德风险成本以及特定资产成本显著负向影响消费者电子购物的价值感知。

价值感知发生在购物活动的各个阶段，常见的包括两个阶段。第一阶段是消费者购物前的价值判断阶段，能够影响潜在消费者的初次购物意愿；第二阶段主要是购物后的价值再判断阶段，主要影响现实消费者的再次购物意愿，如果价值预期得到满足，那么消费者的再次购物意愿越强烈。而除此以外，消费者的价值感知还会影响消费者对平台、卖家以及产品的信任，能够影响消费者的态度、满意度和忠诚度，进而影响消费者的购物意愿和再次购物意愿。

3.5 本章小结

本书的研究对象为移动健康管理，移动健康管理属于移动健康的一类，本书通过梳理移动健康以及移动健康的用户行为研究的相关文献，发现关于移动健康的学术研究尚处于初始阶段，其中关于移动健康管理的概念界定、分类以及功能特征和商业模式以及用户行为的研究均较少，大量研究主要集中于移动健康的消费者采纳，而针对移动健康的持续使用行为、移动健康的用户忠诚度、黏性以及移动健康 APP 内消费者的购物行为研究较少。

移动健康管理包含健康管理功能、健康社交功能以及健康产品购物功能等，属于既涉及移动服务、又涉及移动社交和移动购物的“工具＋社交＋电商”模式，现阶段尚没有针对此种特殊模式的研究。在移动健康使用行为的研究中，主要以 TAM、TPB、UTAUT、ECT、系统成功理论等信息系统理论为基础进行研究，移动健康包含健康管理、社交和购物三大功能模块，但是却没有学者从移动健康管理的功能特点分析消费者使用移动健康管理的影响因素，以及这些影响因素对消费者使用行为、持续使用行为以及购物意愿的影响，因此从移动健康管理的功能出发对消费者使用行为有待更加深入的研究。

移动健康管理属于垂直类应用，其电子商务模式也和传统购物模式不同，现阶段还没有关于移动健康管理 APP 内消费者购物意愿的研究，而且移动健康管理 APP 中包含健康管理、社交以及商城等功能，消费者购物涉及 APP 内服务的购买行为、社交网络中健康产品的购买行为、商城中第三方平台以及自营平台内的购买行为，均需要进一步研究。综上所述，在移动健康管理的概念研究、消费者使用行为研究以及移动健康管理 APP 内消费者购物行为研究方面都需要进一步深入探索。

4 移动健康管理及其消费者行为研究框架

上一章通过文献回顾梳理了关于移动健康以及移动应用的消费者行为相关的研究，并提出了本书研究的相关基础理论。本章在文献综述以及相关理论的基础上，分析了移动健康管理以及移动健康管理的概念、特征以及典型类别，分析了移动健康管理的消费者行为。同时在信息系统用户行为研究的基础上提出了本书关于移动健康管理的消费者行为研究框架，并分析了移动健康管理的消费者使用行为、消费者黏性行为以及消费者购物行为相关研究中存在的研究问题。

4.1 移动健康管理的消费者行为分析

根据对移动健康管理的分析，移动健康管理主要包含三大功能：移动健康管理功能、移动健康社交功能以及移动健康购物功能。移动健康管理功能是移动健康管理的核心功能，消费者主要是通过移动健康管理功能满足自身健康需求，采纳移动健康管理建议，而移动健康社交功能是移动健康管理的主要功能，通过社交参与行为提高消费者的黏性和忠诚度，加强消费者和移动应用以及消费者和消费者之间的关系。移动健康 APP 的购物功能是移动健康管理商业模式的核心功能，也是移动健康 APP 进行流量变现的主要途径。根据消费者信息系统采纳及采纳后行为过程，笔者认为移动健康管理首先是消费者采纳，其次为消费者采纳后行为，消费者采纳主要表现为消费者移动健康管理 APP 的使用行为，而采纳后行为主要表现为三个方面：移动健康管理 APP 管理功能的持续使用，移动健康APP社交功能的使用和移动健康APP购物功能的使用。

4.1.1 移动健康管理的使用行为分析

移动健康管理主要以预防、保持和改善身体健康为主要目的。因此移动健康管理的用户群体根据其使用目的可以分为三类：预防疾病的用户、保持身体健康的用户和促进改善身体状况的用户。据“友盟+”发布的《互联网健康管理领域发展现状研究》报告，根据用户的群体特征，移动健康管理的用户主要为女性用户，年龄主要集中在40岁以下，以高校女生和职场女性居多，消费潜力较大，尤其是网络消费潜力突出，且学历水平主要集中在本科以上，明显高于互联网整体水平。移动健康管理的用户年轻、时尚、注重自身健康、具有较高的知识水平和文化素养，健康意识较高，具有较强的消费潜力，具有较强的经济条件和购买力。因此具备使用移动健康管理APP的知识和条件，且随着移动APP的发展和应用，用户对移动APP的使用越来越娴熟，因此移动健康管理对于用户来说不具备任何使用障碍，但是用户以学生和职场人士居多，移动健康管理的便利性对用户尤为重要。

移动健康管理主要为用户提供计步工具、饮食记录、经期记录以及孕期记录等，并根据用户年龄、体重以及工作状态为用户提供保持健康的运动方案、饮食方案、健康知识等。通过各种线上线下活动，督促和帮助用户执行健康方案、保障用户身体健康。主要包括减肥瘦身、运动健康、经期管理以及孕婴管理等。用户使用移动健康管理APP主要是为了满足用户的健康管理需求，主要包括用户的健康知识需求、用户健康状况记录需求以及用户的自我健康管理需求等。同时移动健康管理为用户提供社交功能，满足用户的经验交流、信息分享以及组团活动等需求。对于年轻女性、职称用户来讲，能够快速找到适合自己的健康知识和健康产品非常重要，能够节约用户的时间，提高用户的使用体验。因此移动健康管理的三个不同方面的功能满足了用户不同的健康管理、社交和购物需求，能够让用户在管理自身健康的同时，获得社交及娱乐收益。因此用户使用移动健康管理 APP 主要以满足用户自身需求为主要目的，包括用户的自身健康需求、健康社交需求和健康产品购物需求。

4.1.2 移动健康管理的社交参与行为分析

移动健康服务除了提供健康信息以及健康管理的基本功能之外，还提供了社交功能。健康社交是互联网健康行业发展的一大领域，而移动健康管理将健康社交融入移动 APP 中，更加聚合了移动 APP 的用户。用户能够在其中结识志趣相投的朋友，参加线上线下活动，分享健康知识与经验，获得健康社群的支持。KEEP 创始人王宁，明确指出 KEEP 一直依赖社交服务刺激新用户的加入和保留老用户。而美柚同样也主要以社交功能活跃社区和留存用户，美柚社交版块被称为“她她圈”，用户可以根据自己的兴趣选择加入美食、瘦身、经期、婚后生活、婚嫁进行时、职场那些事等各种圈子，圈子中谈论的话题包括婆媳关系、家暴、整形等吸引眼球的内容。同时除了圈子和话题讨论之外，社交功能还包括各种线上线下的活动，如悦跑圈的荣耀勋章、线上马拉松、挑战活动等。用户可以与 APP 内的其他用户交换、赠送勋章，增强用户之间的交互，营造一种专业化、趣味性的在线运动社交圈。

移动健康管理中的社交功能已经成了移动健康管理运营商实现用户留存、提高用户黏性的主要方式。相比一般的移动社交应用，移动健康管理的社交功能更加专业，为用户提供了专业社群内社交展示的机会，用户在社交功能中可以发表和获取健康相关文章、自我展示信息，用户可以在问答模块进行提问，可以加入专门的群组，可以参加不同的社交活动，可以添加好友等。通过用户的发布、转发、评论、点赞健康相关信息支持他人同时也得到他人支持。用户不仅能够参与社交活动，还能够通过社交活动消除自身惰性，激励自身健康生活。

用户对移动社交功能的参与行为是用户采纳该移动健康管理 APP 后的行为，当用户使用移动健康管理 APP 想表现自己或解决存在的健康问题时，用户就会通过移动健康 APP 的社交功能帮助他人或获得他人的帮助，不仅仅在健康信息上获得支持，同时在情感上获得满足和支持。因此当用户使用移动健康管理的工具性功能能后，信息分享及获取、帮助他人、自我展示、社会交往等动机促进用户使用社交功能，参与社交活动，提高用户的参与度和对移动健康管理 APP 的黏性。

4.1.3 移动健康管理的购物行为分析

专业化的工具类应用普遍存在流量变现的问题，即移动应用拥有千万消费者，而且消费者活跃度、留存度都很高，但如何通过移动应用和大量消费者实现盈利？移动健康管理 APP 通过为消费者提供社交功能，提高消费者的黏性，通过为消费者提供购物功能实现移动健康管理的电商化发展，实现了“工具＋社交＋电商”的模式。移动健康管理 APP 的购物平台具有专业性强、产品垂直、质量可靠等特点。在信息及产品过剩的时代，能够让消费者迅速找到自己所需要的、专业化的健康产品对于消费者非常重要，符合移动健康管理的消费者群体特征需求。

移动健康管理的消费者购物主要来自于两个方面。一是有计划的购物，即购物前消费者知道自己所需要的产品和服务，消费者根据使用移动健康管理的经验，选择在移动健康管理 APP 内的购物平台上购买物品。信任是影响消费者购物的主要因素，消费者通过使用移动健康管理实现了消费者价值、提高了消费者的满意度和忠诚度，均会显著增强消费者的信任，基于信任传递理论，消费者对 APP 的信任将转移到对 APP 内卖家及商城和产品的信任。与专业化的购物平台相比，垂直类购物商城让消费者能够更快地找到自己所需要的产品，相对收益较高。二是无计划的购物，即购物前消费者并没有明确的购物计划，消费者通过社交功能或应用推送，发现能够满足自己需求的产品，进而选择购物。购物行为主要来自于消费者对社交用户的信赖以及产品和服务对自身需求的满足程度，即消费者在平台内购物的收益。

4.2 移动健康管理的消费者行为研究框架

消费者信息系统或服务的使用行为及其影响因素一直都是信息系统领域的研究热点，已经有很多学者分析和研究消费者采纳一项新技术或服务的行为。根据前人研究，消费者采纳和使用信息系统的行为主要分为两个阶段，即采纳（Adoption）和采纳后（Post-adoption）阶段。随着信息技术的发展成熟，大部分学者重点探讨信息系统采纳后消费者行为的影响因素及其作用机理，信息系统采纳后消费者是否充分发挥信息系统的功能和作用来提升个人素养及工作绩效，这对于促进企业管理和提高竞争优势具有重要的意义。根据 venkatesh（2002）等的研究（图 4-1），消费者对信息系统采纳后的行为过程主要分为五个阶段：消费者采纳触发、消费者系统认知、消费者采纳、消费者短暂使用以及消费者持续使用。通过五个阶段展示出消费者对信息系统采纳的整个过程。新技术或服务采纳前主要表现为消费者的使用意愿及使用行为，采纳后消费者行为主要包括持续使用行为，转移使用行为以及停止使用行为等，但是现阶段大量学者主要关注消费者的持续使用意愿和行为研究。对于信息技术或服务使用行为的研究，大部分学者主要研究为什么消费者会选择使用该信息技术或服务，哪些因素影响消费者的使用意愿和使用行为，以及影响因素之间存在什么样的关系为研究问题，主要以 TRA、TAM、TPB、UTAUT 等研究理论为基础，研究静

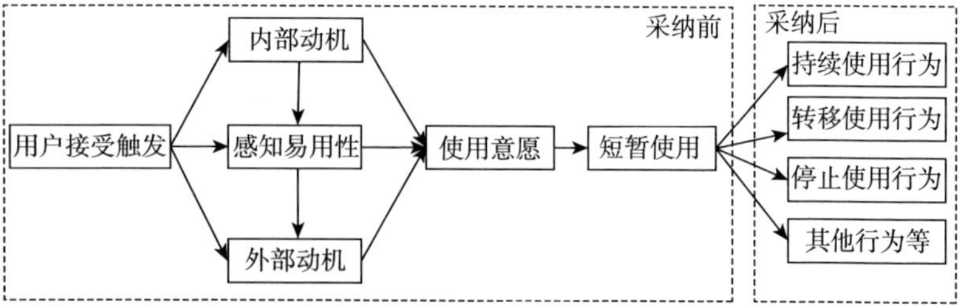

图 4-1　信息系统使用及持续使用过程

态的消费者使用意愿即影响因素，而针对消费者信息系统使用过程的相关研究较少。本书将从移动健康管理的功能特点以及其功能对消费者需求的满足程度来分析和研究消费者对移动健康管理的使用行为。

如图 4-2 所示，根据前人的研究，本书将消费者的行为过程分为三个阶段，第一个阶段为消费者初始采纳移动健康管理的阶段；第二个阶段为消费者需求得到满足，消费者满意度较高而产生的持续使用行为阶段；第三个阶段是本研究特有的，当消费者深度使用移动健康管理之后，消费者会购买移动健康管理 APP 内的健康类产品，进而产生购买行为。

（1）移动健康管理 APP 主要为消费者提供健康管理功能、健康社交功能和健康购物功能，健康管理功能通过记录、存储、分析健康数据，提供健康信息以及健康方案等服务，满足消费者的健康管理需求；健康社交功能能够通过为消费者提供信息分享、话题讨论以及群体互动等多种形式的社交功能满足消费者健康管理过程中的健康社交需求；健康购物功能为消费者提供自营或第三方的商城，销售健康类相关产品，并通过增值服务以及健康方案等服务方式满足消费者对健康产品和服务的购物需求。当移动健康管理能够满足消费者需求时，消费者会使用移动健康管理，因此本书的主要研究之一就是基于使用与满足理论研究移动健康管理的消费者需求满足程度对消费者使用移动健康管理意愿的影响。

（2）当消费者使用移动健康管理 APP 的健康管理功能之后，基于社交需求，消费者会分享自身的健康信息，参与健康功能话题的讨论，并组建健康群组进行线上线下的健康活动。移动健康管理应用通过健康管理功能满足消费者的健康需求，通过社交功能满足消费者的社交需求，实现移动健康管理的消费者引流和消费者留存。且当消费者的满意度越高，消费者的忠诚度和消费者黏性越高，消费者的持续使用意愿越强烈。因此本书的第二个研究目的为移动健康管理的消费者黏性研究，主要分析消费者黏性产生的影响因素以及消费者黏性对消费者后续行为的影响作用。

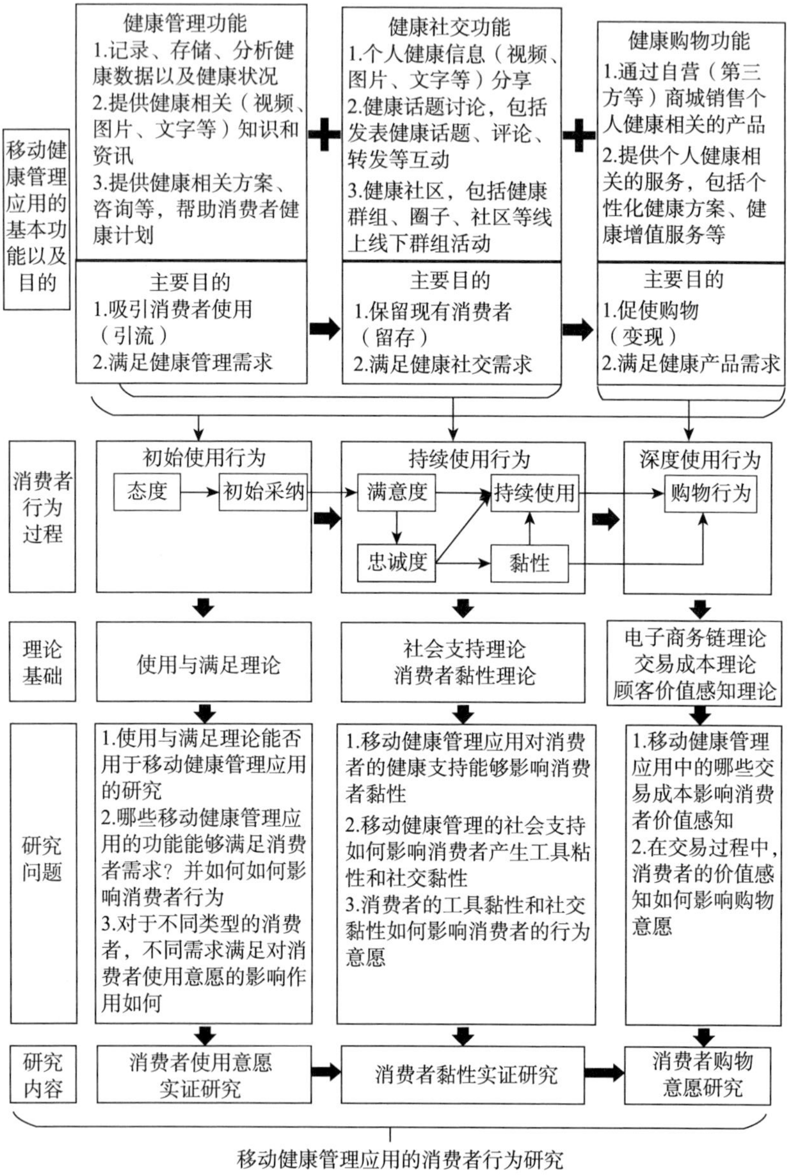

图 4-2　移动健康管理的功能及消费者行为研究框架

（3）消费者流量变现是移动健康管理 APP 服务商的主要目的，也是移动健康管理 APP 的主要盈利模式。当消费者对移动健康管理的信任度较高，能够找到消费者需求的健康类产品时，消费者就会购买移动健康管理 APP 内提供的健康产品及服务，但哪些因素影响消费者移动健康管理 APP 内的购物意愿是本书的第三个研究目的，即移动健康管理的消费者购物意愿研究。

4.2.1 移动健康管理的消费者使用意愿研究

互联网发展、移动网络、智能通信设备等的发展改变了传统完全依靠医院进行个人健康管理的方式，消费者逐渐养成了基于互联网和移动设备终端进行健康信息的搜索、个人健康状况记录以及评估的习惯，同时伴随着“互联网＋医疗”、大健康产业、健康中国战略的提出，诸多企业瞅准商机，开发了诸多以服务于消费者健康管理的移动应用，“美柚”“悦跑圈”“轻＋”等移动健康管理 APP 大量涌现。对于移动健康管理企业来说，如何吸引消费者、如何留存消费者、如何充分利用消费者资源盈利成为企业最为关注的问题。移动健康管理的消费者行为研究也成为分析和解决以上问题的基础，对于企业优化应用设计、制定运营及营销策略、创新移动健康管理的商业模式以及提高企业竞争力具有重要作用。

大量学者基于信息技术行为理论、健康行为理论、动机和价值感知理论以及系统成功理论研究消费者对移动健康 APP 的使用行为，均证实了感知有用性、感知易用性、保护动机、价值感知以及系统质量显著影响消费者的使用行为，但消费者使用移动健康管理 APP 不仅仅是因为系统质量和系统的感知有用性和易用性，更重要的是为了满足消费者的个人健康管理需求，包括健康信息需求、健康信息管理需求等。移动健康管理主要为消费者提供健康管理功能和服务，满足消费者需求。当移动健康管理能够满足消费者需求时，消费者使用及持续使用的意愿才会强烈，使用与满足理论（U&G）被广泛应用于需求满足对消费者行为的影响研究，而现阶段基于消费者需求的移动健康应用使用行为研究尚属空白，因此哪些需求影响消费者使用移动健康管理 APP 成为关键问题。

根据信息系统行为理论研究，消费者行为过程分为使用意愿和持续使用意愿，如何吸引消费者将潜在消费者转变为现实消费者，如何保留消费者均是企业关注的主要问题，而 U&G 理论既可适用于研究潜在消费者的使用意愿，亦可研究现实消费者的持续使用行为，但对于潜在消费者和已经采纳移动健康管理的消费者，其需求满足程度感知不同，对消费者的使用意愿影响也不同，因此研究和分析哪些需求满足能够吸引潜在消费者使用，哪些需求满足能够促使现实消费者持续使用对于企业发展十分重要，即潜在消费者和现实消费者的影响因素是否不同，对于不同的消费者哪些需求满足影响作用更为显著亦成为移动健康管理的主要研究问题之一。

因此如图 4－2 所示，消费者使用意愿研究主要存在两个方面的研究问题。①哪些需求影响消费者使用移动健康管理 APP？②对于未使用移动健康管理 APP 的消费者和已使用移动健康管理 APP 的消费者，其影响因素是否不同，对于不同消费者哪些需求满足对于消费者行为意愿的影响更为显著？为研究以上问题，本书第四章主要基于 U&G 理论，分析消费者对移动健康管理的需求以及其服务和功能对消费者需求的满足程度，基于此构建基于 U&G 理论的移动健康管理消费者使用行为研究模型，通过调查分析试图解决以上研究问题。关于移动健康管理消费者使用意愿的研究将明确移动健康管理的服务和功能满足消费者的哪些需求，以及不同消费者类型对消费者行为的影响作用。研究结果将有助于深入认识移动健康管理消费者行为，帮助企业进行产品设计、运营以及营销策略制定、创新商业模式。

4.2.2 移动健康管理的消费者黏性研究

如图 4－2 所示，移动健康管理的工具性功能和社交功能是提高消费者黏性的主要方法，电商功能是企业实现流量变现的主要途径。移动健康管理主要涉及运动健康、减肥瘦身以及女性经期孕期健康等几个方面，不同类型和功能的垂直性移动健康管理吸引了大量消费者使用。悦跑圈作为典型的运动健康类管理应用，创新性开展线上马拉松，为消费者保留和分析运动健康数据。悦跑圈在记录数据和分析功能的同时，开展线上线下的社交活动，通过跑友圈等形式提高消费者社交参与度，进而提高消费者对悦跑圈的黏性，并且通过情景电商开展商务活动。对于移动健康管理服务提供企业来说，如何留存消费者，如何实现流量变现是企业发展的关键，移动健康管理的消费者黏性研究将对企业分析如何留存消费者，如何进行商业模式的创新，对提高企业竞争力具有重要的作用。

国内外已经存在大量关于消费者黏性的研究，Zott（2000）从网站的角度将黏性定义为网站保留消费者并持续返回的能力。Li等（2006）认为黏性也可以从消费者的角度来定义，即消费者基于一种根深蒂固的重复访问一个网站的承诺关系，即使受到情况变化和市场营销的影响仍然重复访问和使用一个网站的行为。随着电子商务和社交网络的发展，电子商务网站黏性和社交媒体黏性也受到大量学者的关注，但是针对移动应用的黏性研究极少。移动健康管理包含工具性功能和社交功能，前人关于黏性的研究只是针对一个方面，缺乏从系统和社交两个角度研究消费者的黏性。消费者的黏性能够影响消费者的行为和商务意愿，且在实践中，企业往往通过提高消费者的满意度留存消费者，进而提高消费者的重复使用率和购买率，但是现阶段更多研究只侧重一个方面即黏性对重复使用和购买意愿的影响，而没能进一步分析不同的黏性对重复使用和购买意愿的不同影响。

移动健康管理主要是为消费者提供健康服务和支持，帮助消费者监督和管理自身健康，支持消费者的健康行为。社会支持理论被广义的定义为通过一种社会关系进行资源交换促进个人健康和幸福感的方法，被广泛地用来研究影响消费者个人健康的关键因素，部分研究已经表明了，信息系统和社交媒体对消费者的社会支持越大，对消费者的满意度和持续使用意愿影响越强烈。根据前人研究，笔者发现消费者的信任、满意度，信息系统的质量以及消费者的价值感知等都是影响消费者黏性的主要影响因素，但是现阶段在健康情境下关于社会支持对消费者黏性的影响作用研究较少。

因此如图 4-2 所示，本书的第五个章节主要研究以下几个问题。①移动健康管理对消费者的健康支持能否影响消费者黏性，具体有哪些社会支持有影响作用。②移动健康管理包含工具性功能和社交功能，社会支持如何影响消费者的工具黏性和社交黏性。③消费者黏性能够影响消费者的行为，工具黏性和社交黏性如何影响消费者使用该类 APP 的行为，以及如何影响在该类 APP 中购买健康类产品的意愿。为了研究以上问题，移动健康管理的消费者黏性研究主要基于社会支持理论构建研究模型，认为社会支持影响消费者的黏性，消费者的黏性影响消费者的持续使用意愿和在此类应用中的购物意愿。对消费者黏性的研究将进一步明晰移动健康管理对消费者行为和购买意愿的影响作用，研究结果将有助于企业进行产品的开发和设计，以进一步提高消费者的黏性，进而提高消费者的持续使用意愿和购物意愿。

4.2.3 移动健康管理的消费者购物意愿研究

移动健康管理的商业目的是盈利，而电子商务是移动健康管理流量变现和盈利的主要方式之一。移动健康管理的商务功能主要通过四种途径实现：健康类服务、健康类产品的自营销售、第三方合作销售、社交商务销售。而对于现阶段商家来说，所采取的主要策略是通过完善健康管理功能吸引消费者使用移动健康管理，通过线上线下的社交功能增强对消费者的黏性，进而通过购物功能实现流量变现。但是在消费者选择购买健康类产品或服务的过程中，哪些因素会影响消费者购物对于商家完善该类应用上的购物功能，制定在垂直类健康平台中的营销策略至关重要。因此研究哪些因素影响消费者在移动健康管理 APP 上购买健康类产品或服务对于企业来说具有重要的意义。

移动健康管理属于健康类垂直性应用系统，能够为消费者提供垂直类健康服务和产品，而又兼具移动应用和电子商务的特性，减少交易环节，降低成本，提高消费者的收益，成为消费者购买健康类产品和服务的主要途径。在消费者的购物意愿研究中，顾客价值感知被认为是消费者购物意愿的关键预测指标，根据研究对象和视角的不同，分别从整体上分析总体价值感知对消费者行为的影响，从经济学角度分析经济价值、技术价值的影响作用，从消费者行为中分析获得价值、交易价值等对消费者购物行为的影响，从价值比较方面分析消费者购物的质量价值、情感价值以及社会价值和价格价值的影响作用，但是极少有学者从交易过程的视角探讨价值感知对消费者购物渠道选择的影响作用。顾客价值感知被认为是顾客在所得与所失的感知基础上对某一产品或服务的总体评价。感知收益和感知成本是影响消费者价值感知的两个关键因素，大量学者证实了消费者在选择购物渠道的过程中，感知收益如感知有用性、感知易用性、感知信任、低价等能够显著影响消费者的价值感知，但是很少从交易成本的角度分析交易成本对顾客价值感知的影响作用。

如图 4-2 所示，本书的第六章主要研究以下两个问题。①基于交易成本理论，哪些交易成本会影响消费者购物过程中的价值感知。②在消费者交易过程中，消费者的哪些价值感知会影响消费者在移动健康管理中的购物意愿。为了分析和研究以上问题，本书在电子商务链的基础上分析在消费者交易过程中存在哪些交易成本、哪些收益以及哪些消费者价值，并基于交易成本理论、顾客价值感知理论构建研究模型，分析不同交易成本对顾客价值感知的影响作用以及对消费者 APP 内购物意愿的影响作用。研究结果将有助于企业分析哪些因素对构建消费者价值感知有利，哪些因素会降低消费者的价值感知，为企业进行功能完善和营销策划提供理论基础，具有重要的理论意义和实践意义。

4.3 本章小结

通过对健康管理和移动健康概念的梳理，本书认为移动健康管理主要是指消费者自身通过移动工具对自身健康信息进行检测、记录、分析、评估，并根据评估结果为消费者制定健康计划、提供健康信息、健康咨询以及健康指导等服务，帮助消费者改善自身健康状况、提高健康水平、培养健康生活方式、预防和减少疾病发生的一种健康管理方式。移动健康管理是实现移动健康管理的主要媒介，通过对移动健康以及移动健康管理的分析，本书认为现阶段移动健康管理主要包含减肥瘦身、运动健康、经期管理以及孕期管理等，为消费者提供健康管理的工具性功能、社交性功能和购物功能，满足消费者的管理需求、社交需求和购物需求，实现“工具＋社交＋电商”的运营模式。分析了移动健康管理的消费者对工具、社交和购物三种不同功能的使用行为，在消费者信息技术使用行为过程的相关研究基础上，提出了本书的消费者行为意愿研究框架，并明确了消费者使用行为研究、消费者黏性研究以及消费者购物意愿研究三个研究点以及相关研究问题，为后续章节奠定研究基础。

5 移动健康管理的消费者使用意愿实证研究

根据第三章关于移动健康管理功能特点和消费者行为的分析，在移动健康管理中主要包含三种行为，移动健康管理的使用行为、社交参与行为以及购物行为，而消费者购物行为往往是建立在消费者对移动健康管理使用之后，因此笔者首先研究移动健康管理的消费者使用意愿。移动健康管理主要为消费者提供健康管理功能、社交功能以及购物功能，能够满足消费者实用需求、社交需求和享乐需求，进而影响消费者的使用行为。因此本章主要基于使用与满足理论构建消费者使用意愿研究模型，通过调查问卷分别研究潜在消费者和现实消费者对移动健康管理的初始使用行为和持续使用行为，证实了移动健康管理的不同功能对消费者需求的不同程度满足会显著影响消费者的使用行为。

5.1 模型构建及假设

5.1.1 研究模型构建

随着消费者使用行为研究的大量出现，基于信息技术行为理论、心理学理论等从技术和个体自身特质角度的研究已经非常丰富，但是尚不能完全解释消费者对某一新系统的使用行为。新系统的目的是满足消费者需求，根据前人研究可以看出，基于需求与需求满足的U&G研究模型被广泛应用于新媒体、移动应用等系统的使用及持续使用研究，能够弥补和满足从技术、环境以及个体特质等角度对消费者行为影响研究的不足。基于U&G理论的相关研究表明，对于未使用新系统的消费者，消费者的需求促使消费者通过使用新系统满足需求，而对于使用过新系统的消费者，新系统通过满足消费者需求，使消费者持续使用新系统。移动健康管理包含健康信息记录、分析、评估以及方案制定功能、社交功能和购物功能。既属于实用性移动应用，又兼备社交和电商服务功能，既能进行健康管理，又能分享经验、传播知识，因此既属于移动应用，又属于社交媒体，又兼备电商服务，属于一种整合“工具＋社交＋电商”的垂直综合移动服务应用，主要满足消费者关于个人健康管理的各种需求，因此可以基于 U&G 理论研究移动健康管理对消费者健康管理需求的满足。

针对移动应用和社交媒体的需求研究，前人基于不同角度，分析不同情境下的消费者需求，Wang 等（2012）认为大学生使用社交媒体主要是为了满足情感需求、社交需求、认知需求和习惯需求，Chang（2013）则以社交游戏为例，认为使用社交游戏的主要目的是为了满足消费者的实用性价值、享乐价值以及社交价值需求，Li 等（2015）则以网络游戏为例，研究娱乐型移动应用的消费者满足，证实消费者使用网络游戏主要是为了满足享乐需求、社交需求和实用性需求，包括感知娱乐性、感知幻想、感知逃脱现实以及社交互动、社交展示和升级及自我展示等。Ledbetter 等（2016）则认为媒体的娱乐性能够显著影响消费者的使用行为，Ifinedo 等（2016）则从社交网络价值满足的角度分析消费者使用社交网络是为了满足消费者的目的性价值需求、自我发现价值需求、享乐价值需求以及社交增强的需求，Malik 等（2016）认为社交网络中的信息分享主要是为了满足消费者六个方面的需求，包括情感需求、吸引注意力、信息披露需求、习惯需求以及信息共享和社会影响等。

因此无论是社交媒体还是移动应用，都是为了满足消费者的需求，根据前人研究，可以将需求归纳为情感需求、认知需求、习惯需求、享乐需求、社交需求和实用性需求等。移动健康管理涵盖“工具＋社交＋电商”三个方面的功能，其中工具性功能为消费者提供健康知识、帮助消费者进行健康管理，能够满足消费者的健康管理以及健康信息需求，属于实用性需求；社交功能和购物功能给消费者提供了经验分享、知识搜寻以及社交互动和购物交流等服务和功能，属于典型社交网络及社交购物。社交功能和购物功能主要满足了消费者信息需求、社交需求和娱乐性需求，因此根据移动健康管理的功能和服务以及前人研究成果，将消费者对移动健康管理的需求归纳为三个方面：实用需求、社交需求和享乐需求。

综合以上分析，为了研究哪些因素影响消费者移动健康管理的使用意愿，以及实际使用和潜在使用影响因素的区别，本书基于U&G理论，构建如图5-1所示的研究模型，从消费者实用需求、享乐需求和社交需求的角度研究需求满足对消费者使用意愿及持续使用意愿的影响。根据以上分析，实用需求主要包含两个方面，消费者的健康信息需求和消费者的健康管理需求。而享乐需求主要包括感知娱乐和感知幻想两个方面。社交需求主要包括社交互动需求、社交表达需求、社交形象需求。因此基于构成型二阶变量构造本书研究模型，并提出研究假设。

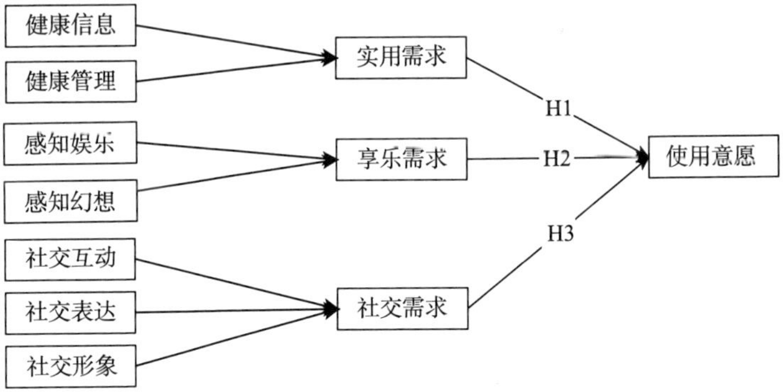

图5-1　移动健康管理的消费者使用意愿研究模型

5.1.2　研究假设

（1）实用需求研究假设。实用需求主要是指消费者在使用移动健康管理的过程中获取健康信息，进行健康管理等，服务于消费者的活动，同时将该 APP 作为一种工具或手段来分享知识、传播信息、获取知识、管理健康等。例如通过使用运动健身 APP，消费者可以记录自己的运动量以及饮食量，帮助消费者分析每天的健康状况，同时可以获取系统推送的运动健康信息以及应用社交网络的健身信息、经验分享等内容。消费者使用移动健康管理 APP 的主要目的就是为了获取健康信息、进行健康管理，因此笔者认为移动健康管理的实用需求主要包括健康信息需求和健康管理需求。

信息需求主要是指消费者获取垂直领域内的知识或信息的需求，健康信息需求主要是指消费者通过使用移动健康应用能够快速获取运动健康、养生保健、减肥瘦身以及经期管理、孕婴管理等相关知识和信息，获得健康相关指导和帮助的需求。当消费者使用移动健康管理 APP 之后健康信息需求越能够得到满足，消费者的使用意愿就越强烈。健康管理需求属于功能性需求，即消费者在使用移动健康管理的过程中，能够帮助消费者记录、存储、分析和评估自身的健康数据，能够对消费者健康信息进行处理、加工、存储等，并展现给消费者的一种需求。当消费者的健康管理需求得到满足时，消费者对移动健康管理的使用意愿会增强。

综上所示，笔者认为实用需求的满足能够显著提高潜在消费者和现实消费者的使用意愿，Chang 等（2013）同样证实了消费者实用价值的满足能够显著影响消费者的流体验和消费者的满意度，并进而影响消费者的持续使用意愿。郭羽等（2016）基于微信消费者行为的研究也证实了信息等功能性的满足能够显著提高消费者的资本和满意度。因此我们认为实用需求主要由健康信息需求和健康管理需求构成，健康信息需求和健康管理需求的满足程度越强烈，消费者的实用需求满足越强烈，消费者的使用意愿和持续使用意愿越强烈。因此提出以下研究假设：

H1：实用需求感知影响消费者移动健康管理的使用意愿。

（2）享乐需求研究假设。享乐需求主要是指通过使用移动健康管理，消费者获取愉悦、享受和快乐体验或心情的需求。消费者在使用移动健康管理 APP 的过程中，能够快速获取健康知识、了解健康信息，能满足消费者的愉悦体验，而当消费者看到其他消费者的健康管理效果时，消费者自身也会幻想自己使用后的结果。因此笔者认为消费者的享乐需求主要由消费者的感知娱乐需求和感知幻想需求两部分构成。

消费者的感知娱乐主要是指消费者通过使用移动健康管理而让自身愉悦、快乐，主要通过查看有意思的信息、分享有趣的健康经历，并基于健康信息和健康管理需求满足时消费者的愉悦体验。感知娱乐是消费者使用社交媒体、社交功能等服务的主要需求之一，Li 等（2015）以网络游戏为例，证实了网络游戏能够给消费者带来娱乐，能够显著影响消费者的持续使用意愿。Shang 等（2017）以社交媒体的使用为例，证实了感知娱乐是影响消费者社交参与、知识共享的主要因素。Ifinedo 等（2016）以社交网络为研究对象，证实了在社交网络的消费者行为中，娱乐价值的满足能够显著提供消费者使用社交网络的意愿。

消费者的感知幻想主要是指通过使用移动健康管理，消费者具有幻想自身生理以及心理实现某种尚未实现的需求以及愿望的状态，如在使用减肥瘦身应用的过程中，消费者会幻想自己使用该应用后身材更加优美，自信心更强，能够达到一种更加健康的状态。Hirschman 和 Holbrook（1982）强调了在消费者使用享乐型服务和产品时，消费者的幻想对消费者享乐需求的满足具有重要的影响作用，在信息系统领域内 Chou（2007）、Li 等（2015）以在线游戏证实了感知幻想在消费者初始使用在线游戏和后续持续使用在线游戏中的重要作用。Lee 等（2012）则以社交媒体为例，幻想获得更高的社交认知、获得更高的级别能够影响消费者使用社交媒体的意愿。Verberckmoes 等（2016）以幻想性游戏为例，证实了感知幻想在消费者针对游戏态度和使用意愿的影响作用。

综合以上分析可以看出，消费者的感知娱乐和感知幻想需求越得到满足，消费者的享乐需求满足程度越高，消费者的使用意愿和持续使用意愿越强烈。Chang 等（2013）证实了消费者享乐价值的满足能够显著影响消费者的流体验和消费者的满意度，并进而影响消费者的持续使用意愿。Ha 等（2015）的研究证实了消费者的享乐需求的满足能够影响消费者社交媒体的使用态度，并影响消费者的直接使用行为。因此笔者提出如下研究假设：

H2：享乐需求感知影响消费者移动健康管理的使用意愿。

（3）社交需求研究假设。社交需求主要是指在使用移动健康管理的过程中，人们渴望与他人进行交往、分享经验、交流心得、并与具有相同爱好或兴趣的消费者形成良好关系，成为某个组织的成员，得到他人信息、情感等方面关心和支持的需求。移动健康管理既包含工具性功能，又包含社交功能，消费者在使用运动健身APP 的过程中，通过社交网络展示自己的运动健康信息、健身成果，获得他人赞许，同时可以加入线上或线下的健身活动以及群组，与志趣相同的消费者沟通、交流，成为线上线下的朋友，得到他人健康信息以及情感等各方面的支持。根据前人研究以及对移动健康管理的分析，社交需求主要由社交互动、社交表达和社交形象构成。

社交互动主要是指通过使用移动健康管理的社交功能和服务，与其他消费者相互支持、加强联系、认识新朋友的需求。消费者可以通过与他人分享健康信息、评论或回复他人的内容，对他人分享的健康信息点赞以及发送私人信息等多种方式与其他消费者互动，同时还可以组建圈子、群组，形成具有相同爱好的社群。Li 等（2015）以在线游戏为例，证实了在线游戏中的社交互动能够显著影响消费者的持续使用意愿。Shang 等（2017）也说明了社交互动是消费者参与社交媒体的主要驱动力。因此可以认为社交互动需求及其满足能够显著提升消费者的使用意愿和持续使用意愿。

社交表达主要指通过社交功能和服务分享个人的健康信息、健康观点、看法以及自己感兴趣的健康资讯，向其他消费者表达他们是谁，他们喜欢什么，展示一个真实的自己。Li 等（2015）以在线游戏为例，说明消费者通过网络游戏的社交表达可以向其他消费者展示自己，当消费者的社交表达得到满足后，消费者的持续使用意愿增强。消费者在社交活动中需要通过社交表达展示自己的观点、看法以及情绪等，消费者社交表达的满足能够显著影响消费者的使用行为。

社交形象主要指个人消费者通过社交功能和服务分享自己积极向上的健康信息、健康成果等内容，向其他消费者传递一种积极向上的印象，以期望其他消费者喜欢自己或具有积极向上的印象。消费者通过社交形象展示自己，将获得自己的粉丝和好友，个人感知愉悦，满足了消费者需求，那么消费者将继续使用移动健康管理。

因此根据以上分析笔者认为，消费者的社交互动、社交表达以及社交形象的需求满足能够显著提升消费者的社交需求满足，进而影响消费者的使用意愿和持续使用意愿。因此笔者提出以下研究假设：

H3：社交需求感知影响消费者移动健康管理的使用意愿。

5.2 研究设计及数据收集

基于U&G和消费者行为理论的相关研究，本书主要采用文献研究法和实证研究法。通过阅读大量U&G以及消费者行为理论的文献，构建研究模型，并基于研究模型和前人研究提出研究变量的概念，构建调查问卷，通过调查问卷收集数据，使用SPSS对数据进行处理，并测度问卷的信度和效度，通过使用Smart PLS构建结构方程模型，验证研究假设。

5.2.1 问卷设计与变量测度

调查问卷是消费者行为研究中最常用的数据收集方法之一，本书主要研究消费者对移动健康管理的使用行为，根据研究模型以及假设，调查问卷中需包含消费者的基本特征、变量测度等内容，因此调查问卷主要分为三个部分。

第一部分，问卷描述信息和移动健康管理说明信息，说明了问卷调查的主要目的是为了学术研究，且问卷调查为匿名调查，保护参与者的隐私，说明了移动健康管理的概念，并列举几类最常使用的移动健康管理 APP，让参与者更加明确笔者的研究对象。

第二部分，参与者基本情况调查，包括消费者年龄、性别、文化程度以及健康状况和移动健康管理 APP 的使用状态、使用过哪些类型的移动健康管理 APP、使用时间、使用频率以及使用了该移动健康管理 APP 的哪些功能。为后续分析中从消费者的健康状况、使用状况以及使用功能等方面分析消费者的使用行为提供基础。

第三部分，主要是研究变量的测度，根据研究模型及假设，共包含 8 个潜变量，实用需求包含健康管理需求和健康信息需求，主要参照 Gao 等（2016）的研究，并基于移动健康管理的功能和服务改编设计而来，健康管理需求主要通过健康信息的管理、记录、分析、存储、显示等测度；健康信息需求主要是指通过信息的丰富性、有用性以及有趣性等测度；享乐需求主要指通过使用移动健康管理获得的享乐型体验，包括感知娱乐和感知幻想，主要基于 Ha 等（2015）、Gao 等（2016）、Sherry 等（2006）、Li 等（2015）的研究改编而来，通过使用 APP 的有趣性、兴奋和享乐来测度感知娱乐，通过使用 APP 满足消费者的幻想体验，包括成为有魅力的人、健康的人（生活健康、身体健康）等来测度；社交需求主要包括社交互动、社交表达、社交形象三个方面，基于 Li 等（2015）、Gao 等（2016）的研究改编而来，主要通过能够帮助消费者认识具有相同兴趣的人、交流和分享经验、得到他人支持等来测度社交互动，通过能够让消费者表达自己的兴趣爱好、观点看法、体验感受等测度消费者的社交表达，通过满足消费者想让他人认为自己是友好的、是招人喜欢的、是有吸引力、有能力的等测度消费者的社交形象管理需求；消费者的使用意愿或持续使用意愿主要来自 Venkatesh 的研究。

对于调查对象，笔者认为存在现实消费者和潜在消费者。对于现实消费者，笔者主要测度消费者的持续使用意愿，而对于潜在消费者，笔者主要测度消费者的使用意愿，因此在调查问卷第三部分设计中，对于潜在消费者，主要测度消费者对移动健康管理感知到的对自身需求的满足程度，而对于现实消费者，主要测度移动健康管理对消费者需求的满足程度，而在使用意愿的设计上，对于潜在消费者，主要测度消费者的使用意愿，而对于现实消费者，主要测度消费者的持续使用意愿。

设计好的调查问卷通过同行学者审核修正、进行多次预调研修正后形成最终问卷。首先将设计好的问卷发送给 10 名电子商务以及消费者行为领域的博士和老师多次填写、审核，提出修改意见，修改意见包括问卷说明、基本信息测度、变量测度逻辑以及语句表达等方面，并在提出意见和修改的过程中进行三次预调研，第一次预调查通过微信群收集 50 份问卷，问卷收回后通过 SPSS 和 Smart PLS 进行初步分析并修改了测度内容，第二次、第三次通过“问卷星”的方式收集 200 份问卷，根据调查结果修改每一个变量测度项的表达方式，形成了最终问卷。

5.2.2 数据收集及统计分析

随着网络技术以及社交网络的发展，调查问卷的收集方式越来越多，现阶段常用的收集方式主要有网络问卷服务（以“问卷星”为代表）、众包社区任务发布方式、社交网络问卷转发方式、微信群与朋友圈收集数据、QQ 群组收集数据以及线下通过学生收集数据等。本书数据收集主要采用线上线下相结合，以“问卷星”为问卷收集工具，通过“问卷星”的样本服务和微信朋友群组以及朋友圈两种渠道收集问卷，样本服务渠道主要是“问卷星”消费者的随机填写，而微信渠道主要通过两种方式，一种是身边朋友以及微信群组成员填写问卷，另一种是联系身边的老师，以其所带学生作为调研对象，收集问卷，涉及陕西、河北、吉林、广东、福建等地多所院校和学生。

本调研通过三种渠道，多种方式，不同时间段收集数据，共收集 640 份问卷，其中“问卷星”样本服务收集 201 份，朋友填写 90 份，各地老师和学生填写共 349 份。为了保证收集到数据的有效性以及真实性，“问卷星”作为问卷收集工具可以记录问卷填写时间，经过测试，认为填写时间小于 90 秒的问卷为无效问卷。因此删除了无效问卷共 129 份，剩余有效问卷 511 份，问卷的有效率为 79.8%。

通过对 511 份问卷进行统计分析发现（表 5-1），被调查者女性比男性稍多，其中男性 219 人，女性 292 人。年龄主要集中在 19～24 岁，共 266 人，25～35 岁之间 138 人，没有 60 岁以上的被调查者。被调查者的学历主要分布在本科，占 66.9%。根据统计结果可知，65.2%的被调查者认为自己是健康的，而 34.9%的被调查者认为自己具有健康问题，而其中只有 8 人认为自己过去三个月具有很严重的健康问题，说明大部分消费者对自己的健康状况很有信心；对于潜在消费者和现实消费者来讲，使用和想使用的移动健康管理的分类主要是运动健康，其次为减肥瘦身和生理健康，最后为孕婴管理，主要原因在于运动健康应用具有大众化、年轻化特点，对于有无健康问题的消费者都是适用的，而减肥瘦身、生理健康以及孕婴管理都只是针对具有特殊需求的消费者群体。

而对于已经使用过移动健康管理 APP 的消费者，将其功能分为健康管理、社交功能和购物功能，统计结果发现，大部分消费者使用过健康管理功能，占所有已经使用过该类应用的 92.6%，而部分消费者使用过社交功能，很少消费者使用了购物功能，从统计结果上看，消费者更注重其实用性功能。52.7%的消费者以前使用过移动健康管理，而只有很少一部分消费者表示以前使用，现在没有使用，而 47.4%的消费者以前没有使用过，但在没有使用过的消费者中 58.3%的消费者表示以后会使用该类应用。而对于没有使用过移动健康管理 APP 的消费者来讲，主要原因是没有听说过，自己不需要，即该类 APP 的宣传尚需要加强，而很多消费者对自身健康很有信心，所以不需要。对于已经使用过的消费者，使用时长以 3 年以内最多，3 年及以上最少；使用频率并不集中，部分消费者每天都会使用，而部分消费者偶尔使用一次，说明对于使用者来讲，消费者黏性并不强。

表 5-1 样本描述性统计表

选项	选项范围	频率	百分比（%）	选项	选项范围	频率	百分比（%）
性别	男	219	42.9	使用状态	以前没用，以后也不使用	101	19.8
	女	292	57.1		以前没用过，以后准备使用	141	27.6
年龄	18 岁及以下	22	4.3		正在使用	217	42.5
	19～24 岁	266	52.1		以前使用过，现在不用	52	10.2
	25～35 岁	138	27.0	未使用原因	从来没听说过	86	16.8
	36～45 岁	57	11.2		我不需要	75	14.7
	46～60 岁	28	5.5		我不会用	26	5.1
	60 岁及以上	0	0		对于改善健康状况没用	26	5.1
学历	初中及以下	7	1.4		其他	29	5.7
	高中	14	2.7	使用时间	半年及以下	73	14.3
	专科	83	16.2		半年～1 年	81	15.9
	本科	342	66.9		1～2 年	77	15.1
	研究生及以上	65	12.7		2～3 年	28	5.5
健康状况	健康	333	65.2		3 年及以上	10	2.0
	过去三个月有轻微健康问题	170	33.3	使用频率	偶尔用一次	64	12.5
	过去三个月有严重健康问题	8	1.6		平均每月一两次	24	4.7
使用哪些功能	健康管理	249	92.6		平均每周一次	39	7.6
	社交功能	124	46.1		平均每周两三次	59	11.5
	购物功能	72	26.8		基本每天都用	83	16.2
使用分类	减肥瘦身	84	16.4	使用分类	生理健康	71	13.9
	运动健身	340	66.5		孕婴健康	16	3.1

5.3 数据分析及研究结果

5.3.1 信度与效度分析

根据前人研究，本书主要使用组合信度（CR）来衡量各个测量项的内部一致性，用 *Cronbach's α* 值来测量各个因子的信度，用平均抽取方差 *AVE* 来判断测量项的聚合效度。当 *CR* 和 *Cronbach's α* 的值均大约 0.7 时，可以认为测量模型具有较好的内部一致性。当 *AVE* 大于 0.5 时，可以认为测量项的聚合效度较好。

首先通过 SPSS 的可靠性检验测度问卷的整体信度和各个因子的信度，问卷整体信度 *Cronbach's α*＝0.966，说明问卷整体信度较高；通过 SPSS 检验 *KMO*＝0.969 说明适合进行因子分析。标准载荷主要通过 Smart PlS 进行验证性因子分析来获取，并计算其 *CR* 和 *AVE* 值。如表 5－2 所示，样本中所有因子的标准载荷均在 0.7 以上，*Cronbach's α* 和 *CR* 值以及 *AVE* 值均符合指标要求，因此本研究具有较好的信度、内部一致性和聚合效度。

表 5－2　测量模型的变量因子载荷以及信度、效度分析

潜变量	测度项	标准载荷	均值	标准差	*CR*	*AVE*	*Cronbach's α*
健康管理	HMN1	0.846	3.60	0.776	0.900	0.750	0.833
	HMN2	0.876	3.73	0.759			
	HMN3	0.876	3.64	0.801			
健康信息	HIN1	0.840	3.63	0.801	0.920	0.740	0.883
	HIN2	0.879	3.72	0.775			
	HIN3	0.877	3.68	0.747			
	HIN4	0.844	3.68	0.767			
感知娱乐	PE1	0.882	3.59	0.777	0.922	0.800	0.873
	PE2	0.895	3.37	0.835			
	PE3	0.902	3.48	0.799			

（续）

潜变量	测度项	标准载荷	均值	标准差	*CR*	*AVE*	*Cronbach's α*
感知幻想	PF1	0.849	3.52	0.789	0.930	0.770	0.900
	PF2	0.867	3.42	0.860			
	PF3	0.894	3.50	0.816			
	PF4	0.899	3.48	0.863			
社交互动	SI1	0.891	3.49	0.872	0.930	0.814	0.886
	SI2	0.907	3.48	0.869			
	SI3	0.909	3.40	0.840			
社交表达	SE1	0.879	3.55	0.815	0.915	0.783	0.861
	SE2	0.885	3.60	0.783			
	SE3	0.890	3.53	0.842			
社交形象	SM1	0.869	3.33	0.841	0.936	0.785	0.909
	SM2	0.897	3.46	0.813			
	SM3	0.896	3.38	0.831			
	SM4	0.881	3.40	0.805			
（持续）使用意愿	UI1	0.931	3.71	0.805	0.954	0.874	0.928
	UI2	0.941	3.68	0.836			
	UI3	0.933	3.64	0.838			

为检验量表的判别效度，笔者主要对各变量 *AVE* 值的平方根与变量间相关系数进行比较。表 5－3 为 *AVE* 平方根和相关系数结果，表中对角线加粗为 *AVE* 值的平方根，其余为相关系数。从表 5－3 可以看出虽然各潜变量间的相关系数较大，但是 *AVE* 值的平方根均大于相关系数，表明判别效度较好。

表 5－3　判别效度分析

变量	*AVE*	*HMN*	*HIN*	*PE*	*PF*	*SI*	*SE*	*SM*	*UI*
HMN	0.750	**0.866**							
HIN	0.740	0.746	**0.860**						

（续）

变量	*AVE*	*HMN*	*HIN*	*PE*	*PF*	*SI*	*SE*	*SM*	*UI*
PE	0.800	0.642	0.687	**0.894**					
PF	0.770	0.639	0.724	0.783	**0.877**				
SI	0.814	0.505	0.620	0.654	0.715	**0.902**			
SE	0.783	0.565	0.653	0.696	0.737	0.738	**0.885**		
SM	0.785	0.490	0.602	0.664	0.745	0.785	0.793	**0.886**	
UI	0.874	0.653	0.639	0.707	0.684	0.600	0.670	0.608	**0.935**

5.3.2 假设检验

主要通过 Smart PlS 软件对研究假设进行验证分析，为了验证路径的显著性，采用 BootStrapping 来计算各变量间的显著性水平。首先根据研究模型，构建结构方程，验证整体样本的路径关系及显著性水平和 R^2 值。如图 5－2 所示，通过总体样本的分析结果可以看出，移动健康管理对消费者实用需求、享乐需求以及社交需求的满足能够显著影响消费者的（持续）使用意愿，而享乐需求和实用需求的影响作用最大，三者对消费者（持续）使用意愿的解释度达到 59.1％。

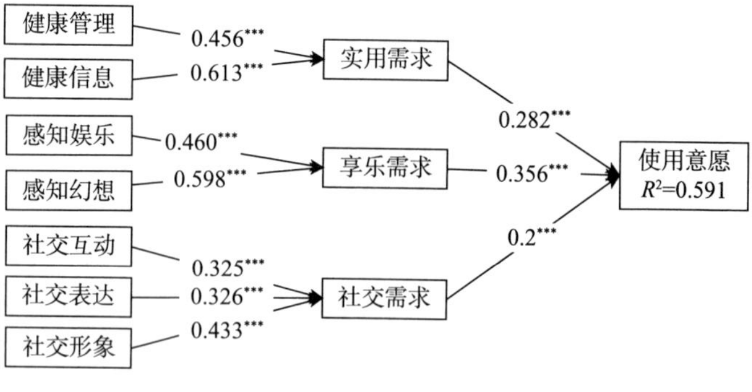

图 5－2　移动健康管理的消费者使用意愿研究路径分析结果

注：***代表路径的显著性水平到达 $T>2$，即 $P<0.001$ 的水平。

为了进一步分析移动健康管理对不同消费者群体的需求满足程度，为移动健康管理企业产品开发，商业模式、运营模式、营销模式制定提供意见和建议，将根据消费者不同的群体特征如使用与未使用群体、男性和女性群体以及健康和非健康群体，将样本分组，并通过 Smart PLS 进行路径以及显著性水平分析。

（1）使用、未使用以及性别对比分析。由于问卷设计之初就考虑到部分消费者使用过该类应用，而部分消费者并未使用该类应用，对于使用过该应用的消费者，笔者主要测度消费者对该应用的持续使用意愿，而对于未使用过的消费者，主要测度消费者对该应用的使用意愿，因此根据问卷中消费者该类应用的使用状况，将总体样本分为使用过移动健康管理的样本和未使用过的消费者样本，并通过 Smart PLS 进行路径分析，研究结果如表 5－4 的模型 1（使用）和模型 2（未使用）所示。根据 Li 等（2015）的研究发现，性别能够显著调节消费者的行为意愿，因此同样以分组方式将样本分为男性和女性两组，构建模型 3（男）和模型 4（女），路径分析结果及显著性水平如表 5－4 的模型 3 和模型 4 所示。

表 5－4 使用、未使用以及性别对比分析路径分析结果

模型	模型 1（使用）		模型 2（未使用）		模型 3（男）		模型 4（女）	
路径关系	β	T	β	T	β	T	β	T
HMN→UN	0.455	31.24	0.454	47.28	0.458	36.55	0.456	38.22
HIN→UN	0.630	55.46	0.601	56.96	0.612	62.32	0.613	57.83
PE→HN	0.450	50.70	0.470	50.32	0.473	48.69	0.448	55.87
PF→HN	0.611	64.68	0.589	76.20	0.590	70.67	0.606	74.73
SI→SN	0.330	54.21	0.320	39.17	0.326	55.11	0.326	39.82
SE→SN	0.319	42.06	0.331	49.82	0.321	55.82	0.328	35.02
SM→SN	0.437	53.76	0.430	56.98	0.415	67.92	0.449	47.43
UN→UI	**0.327**	**6.00**	**0.190**	**3.48**	**0.193**	**3.42**	**0.359**	**7.61**
HN→UI	**0.371**	**5.77**	**0.254**	**2.32**	**0.373**	**3.93**	**0.336**	**4.66**
SN→UI	**0.132**	**2.06**	**0.389**	**3.47**	**0.269**	**2.64**	**0.147**	**2.04**
N（样本数）	269		242		219		292	
R^2	0.581		0.586		0.595		0.594	

（2）不同健康状况下的对比分析。每个消费者对自身健康状况感知不同，本书通过自我回答方式测度消费者的自我健康感知，统计结果显示65.2%的消费者认为自己的身体是健康的，而34.8%的消费者认为自己的健康存在问题，其中只有8人认为自己具有非常严重的健康问题。在实际生活中，当个人消费者身体存在健康问题时，如果消费者感知到的健康状况很好，消费者也不会去采取健康措施，同样，如果消费者实际健康状况非常好，但当消费者自我感知不好时，消费者也往往会选择就医，即个人健康状况感知能够显著影响消费者的行为，本书同样认为消费者的健康状况能够显著调节消费者对移动健康管理的使用意愿。由于感知自己具有严重健康问题的消费者只有8人，为了统计分析，本书将健康状况分为健康和不健康，其中不健康主要包括轻微健康问题和严重健康问题，并将样本分组验证路径关系，健康与不健康路径关系及显著性水平如表5-5所示。

表5-5　健康消费者和不健康消费者路径关系及显著性水平

模型 路径关系	模型5（健康）		模型6（不健康）	
	β	T	β	T
HMN→UN	0.460	37.13	0.450	43.84
HIN→UN	0.614	60.40	0.610	60.21
PE→HN	0.453	49.01	0.472	52.28
PF→HN	0.604	62.93	0.586	91.6
SI→SN	0.323	41.48	0.330	52.57
SE→SN	0.333	46.17	0.313	43.99
SM→SN	0.439	48.08	0.421	76.85
UN→UI	**0.208**	**3.79**	**0.426**	**9.76**
HN→UI	**0.318**	**4.04**	**0.399**	**5.28**
SN→UI	**0.294**	**3.57**	**0.042**	**0.58**
N（样本数）	333		178	
R^2	0.564		0.668	

（3）不同功能应用下的对比分析。根据对该类应用的分析，发现该类应用主要包含三类功能，健康管理功能、社交功能和购物功能，每个消费者使用该类应用时会使用不同的功能，如某些消费者只使用健康管理功能，而有些消费者既使用管理功能，又参与社交活动。因此根据样本统计分析，92.6%的消费者都会使用健康管理功能，而46.1%的消费者参与社交活动，只有26.8%的消费者有在该类应用上购买过产品，最少分组样本量为72。Smart PLS适合小样本数据分析，因此同样将使用过购物功能的消费者作为一类群体进行路径和显著性水平分析，分析结果如表5-6所示。

表5-6 不同功能下消费者使用意愿的模型路径关系及显著性水平

模型 路径关系	模型7（管理）		模型8（社交）		模型9（购物）	
	β	T	β	T	β	T
HMN→UN	0.461	27.43	0.448	43.42	0.441	63.13
HIN→UN	0.633	56.50	0.606	67.57	0.613	84.09
PE→HN	0.455	45.30	0.464	66.74	0.507	44.50
PF→HN	0.613	56.93	0.583	114.7	0.551	65.77
SI→SN	0.332	55.76	0.335	58.80	0.325	55.89
SE→SN	0.321	48.95	0.300	39.81	0.317	88.00
SM→SN	0.437	53.13	0.448	49.52	0.417	70.53
UN→UI	**0.305**	**5.98**	**0.308**	**8.05**	**0.275**	**5.98**
HN→UI	**0.379**	**5.75**	**0.251**	**4.96**	**0.300**	**5.78**
SN→UI	**0.120**	**1.78**	**0.381**	**10.792**	**0.368**	**10.28**
N（样本数）	249		124		72	
R^2	0.539		0.763		0.748	

（4）不同类型APP对比分析。根据对该APP的分析，现阶段移动健康管理APP主要包含四类：减肥瘦身、运动健康、生理健康以及孕婴管理。由于调查对象主要集中于年轻群体，所以样本中以运动健康类APP使用最多，孕婴管理类APP使用最少，因此只

分析减肥瘦身、运动健康以及生理健康三类移动健康管理，通过 Smart PLS 进行路径分析，结果如表 5-7 所示。

表 5-7 不同类型的 APP 消费者使用意愿路径分析及显著性水平

模型 路径关系	模型 10（减肥）		模型 11（运动）		模型 12（生理）	
	β	T	β	T	β	T
HMN→UN	0.421	35.85	0.463	38.63	0.473	32.82
HIN→UN	0.641	56.39	0.603	64.68	0.619	46.39
PE→HN	0.426	35.91	0.463	52.27	0.489	52.38
PF→HN	0.652	46.40	0.590	83.31	0.572	83.46
SI→SN	0.304	44.11	0.331	47.92	0.329	39.35
SE→SN	0.362	43.06	0.317	46.18	0.325	47.11
SM→SN	0.415	52.92	0.438	54.69	0.420	77.06
UN→UI	**0.138**	**3.50**	**0.258**	**4.89**	**0.596**	**12.18**
HN→UI	**0.384**	**6.96**	**0.375**	**4.00**	**0.128**	**2.06**
SN→UI	**0.360**	**5.15**	**0.205**	**2.10**	**0.034**	**0.55**
N（样本数）	84		340		71	
R^2	0.657		0.603		0.508	

5.3.3 研究结果及讨论

本书主要研究移动健康管理对消费者需求满足程度的影响，根据总体样本的假设检验结果（图 5-2），实用需求、享乐需求以及社交需求显著影响消费者的使用意愿，三者共同解释了消费者使用意愿的 59.1%，因此认为整体研究模型是可以被接受的，其中享乐需求的影响最大，其次为实用需求和社交需求，说明消费者在使用该类应用的过程中能够获得快乐，也能够满足消费者的健康管理和健康信息需求。作为整合“工具＋社交＋购物”的移动应用，其主要功能依然是实用性功能，而消费者的享乐不仅来自消费者的使用体验，即感知娱乐，还来自该类应用所具备的实用性功能给消费者带来的感知幻想，且感知幻想对享乐需求的影响作用大于感知娱乐的影响作用，因此从整体模型中可以看出实用性功能是该类应用的主要功能，而消费者体验和应用的功能性使消费者具有较高的享乐需求满足，并显著影响消费者的使用意愿。根据不同样本的分析（表 5-4、5-5），可以发现实用需求和享乐需求均显著影响消费者的使用意愿，而社交需求，由于消费者群体不同，其主要需求也不同，在非健康消费者群体以及生理健康应用的消费者群体中，社交需求的影响作用并不显著。从影响作用的大小分析，不同消费者群体的不同需求对消费者使用意愿的影响作用也均不相同。

基于构成型二阶变量的研究模型中，健康信息对实用需求的影响大于健康管理对实用需求的影响，即现阶段消费者使用移动健康管理主要是想通过该类应用获得更多的健康信息和健康知识；感知幻想对享乐需求的影响大于感知娱乐对享乐需求的影响，说明了该类应用能够满足消费者幻想更加健康、身材更好等的需求，也说明了使用该类应用能够给消费者带来快乐；消费者的社交形象、社交表达和社交互动构成了社交需求，其中社交形象的影响作用最大，说明了移动健康管理主要是满足了消费者的社交形象需求，通过该类应用使消费者的社交形象更好，更招人喜欢。对比不同样本下的假设检验结果，对于构成型二阶变量的影响关系，均可发现一致的研究结论。而对于不同样本，实用需求、享乐需求以及社交需求对消费者使用意愿的影响大不相同，接下来将根据假设检验结果分析研究结果（表 5-8）。

表 5-8　移动健康管理的消费者使用意愿研究结果汇总

模型	实用需求→使用意愿	享乐需求→使用意愿	社交需求→使用意愿
总体模型	0.282***	0.356***	0.200***
模型 1（使用）	0.327***	0.371***	0.132***
模型 2（未使用）	0.190***	0.254***	0.389***
模型 3（男）	0.193***	0.373***	0.269***

（续）

模型	实用需求→使用意愿	享乐需求→使用意愿	社交需求→使用意愿
模型 4（女）	0.359***	0.336***	0.147***
模型 5（健康）	0.208***	0.318***	0.294***
模型 6（非健康）	0.426***	0.399***	Ns
模型 7（管理）	0.305***	0.379***	0.120**
模型 8（社交）	0.308***	0.251***	0.381***
模型 9（购物）	0.275***	0.300***	0.368***
模型 10（减肥）	0.138***	0.384***	0.360***
模型 11（运动）	0.258***	0.375***	0.205***
模型 12（生理）	0.596***	0.128***	ns

注：***表示达到 0.001 的显著水平。

（1）使用、未使用消费者群体研究结果。根据消费者是否使用过该类应用，笔者将消费者群体分为两类——使用和未使用过该类应用的消费者群体。通过假设检验，如表 5-8 模型 1 和模型 2 可以看出对未使用移动健康管理的消费者群体，消费者感知到的享乐需求满足和感知到的实用需求满足、社交需求满足显著影响消费者的使用意愿，而社交需求满足的影响作用最大，其次为享乐需求和实用需求，说明对于未使用过该类应用的消费者群体，他们认为该类应用能够满足他们的社交需求。主要原因可能在于现今社交网络的发展和流行，消费者非常熟悉该类功能，因此消费者很容易感知到社交需求能够被满足，而实用需求的满足对使用意愿的影响最小，说明很多未使用过该类应用的消费者对健康管理功能并不熟悉，因此并不确定该类应用能够提供自己需要的健康信息，能否帮助自己进行健康管理。

而对于使用过该类应用的消费者来讲，实用需求和享乐需求显著影响消费者的持续使用意愿，社交需求的影响作用最小。说明了该类应用能够满足消费者的健康管理功能的需求，同样通过满足健康管理需求使消费者更容易感知到使用的快乐，并幻想成为更加健康的人。该类应用并不是以社交为主要功能的应用，消费者使用该类应用主要是为了健康管理，因此社交需求的满足对持续使用意愿的影响作用最小。而对于大部分消费者社交只是其获取信息、分享信息和参与活动的一个途径，其参与的主要目的是为了健康，而非社交，所以社交需求的满足对于使用过的消费者来讲并不强烈，从另一个角度来看，现阶段该类应用并不能很好地满足消费者的健康社交需求，所以对持续使用意愿的影响较小。

（2）男、女不同群体研究结果。Li 等（2015）的研究均表明了不同性别的消费者群体消费者感知不同，对消费者使用意愿的影响也不同，如表 5－8 模型 3 和模型 4 所示，对于男性消费者，所有需求均显著影响消费者的使用意愿，且享乐需求的满足对消费者使用意愿的影响作用最大，而实用需求的满足对消费者使用意愿的影响最小，说明男性消费者更注重该类应用给自身带来的娱乐感知以及幻想满足，更注重该类应用的社交参与满足，希望通过该类应用的社交功能可以展示自己。

女性消费者相比男性消费者更注重个人健康，由研究结果可以看出，女性消费者的健康管理需求满足、享乐需求满足对消费者使用意愿的影响作用均大于社交需求的影响作用，实用需求满足的影响作用最大。因此可以看出女性消费者更加重视该类应用所提供的健康信息和健康管理功能，以及通过使用移动健康管理 APP 给消费者带来的娱乐感知和幻想感知，相对于男性消费者，女性消费者更容易产生幻想，幻想自己在使用过该应用后能够减肥、塑身、美容以及更加健康等。女性消费者的社交需求满足对消费者使用意愿的影响作用最小，说明女性消费者的社交需求并不强烈，或者该类应用并没有满足女性消费者的特殊的社交需求。

（3）健康与非健康消费者群体研究结果。消费者自我感知的健康状况能够影响消费者的行为，当消费者认为自己非常健康时，就不会采取任何的健康行为，而当消费者认为自己存在健康问题时，就会去寻找健康问题的解决方案，采取健康行为。因此笔者将消费者群体分为健康和非健康两类，通过对两类消费者群体的研究模型路径分析得出以下结论（表 5－5）。对于自我认为很健康的消费者来说，享乐需求的满足对消费者使用意愿的影响最大，其次是社交需求和实用需求；对于健康消费者来讲，通过该类应用提高健康水平、预防疾病等并不是最重要的影响因素，通过使用该应用能够提高消费者的娱乐性以及使用该应用时的幻想显著影响消费者的使用意愿，健康消费者的社交需求的满足更多的是满足了消费者社交表达以及通过社交提高自身形象的需求。

非健康消费者主要包括具有轻微健康问题和严重健康问题的消费者，相对于健康消费者，此类消费者更加注重健康问题，想通过使用该类健康应用改善消费者的健康状况，提高消费者的健康水平，通过路径分析可以发现，实用需求满足和享乐需求满足显著影响消费者的使用意愿，而社交需求满足对消费者的使用意愿影响不显著，说明对于非健康消费者来说，在使用过程中通过满足健康需求所带来的娱乐感知和幻想感知对消费者最为重要，非健康消费者使用该类应用的主要目的并不是社交，而是为了自身健康水平的改善，并不想通过社交展示自己或与他人互动。

（4）不同功能下消费者群体研究结果。根据前文分析，移动健康管理主要包含三种功能，消费者在使用该类应用的过程中对不同功能有所侧重，侧重于不同功能的消费者，其需求满足程度对消费者的使用意愿的影响也不同，主要以使用过该类应用的消费者群体作为研究对象，通过路径分析得出以下结论（表 5－6）。对于使用过管理功能的消费者来讲，实用需求和享乐需求满足显著影响消费者的使用意愿，而社交需求满足对消费者的使用意愿影响的显著性较弱，主要原因可能在于没有接触或使用社交功能，所以未能感知社交功能对消费者社交需求的满足。使用过管理功能的消费者更想通过健康管理功能改善健康状况，提升健康水平，预防疾病。健康管理需求和健康信息需求的满足显著提高消费者的使用意愿。享乐需求满足对消费者的使用意愿影响最为强烈，因此对于以使用管理功能为主的消费者，使用体验的娱乐性以及使用的幻想对消费者使用该应用非常重要。

对于使用社交功能的消费者，实用需求、享乐需求以及社交需求的满足均显著影响消费者的使用意愿，其中社交需求的满足对消费者使用意愿的影响作用最大，实用需求满足次之，享乐需求满足较低。使用社交功能的消费者，不仅以健康管理需求和健康信息需求为主，更想通过社交功能结交具有相同兴趣和爱好的朋友，展示自己的减肥、运动以及健身和健康生活成果，让其他消费者喜欢自己，提高自己的社交形象。使用过社交功能的消费者更加熟悉和了解该类应用社交功能对消费者需求的满足，因此社交需求满足的影响作用最大，同时也说明可能存在部分消费者自身健康状况、身材等均较好，使用该类健康应用主要是为了加强自身健康水平，并展示自己健康的生活状况，获得其他人的支持。

对于使用购物功能的消费者，社交需求满足对消费者使用意愿的影响大于享乐需求的满足，大于实用需求的满足。对于使用购物功能的消费者，笔者认为其对该类应用已经相当熟悉，且通过使用该类应用满足了消费者各方面的需求，因此笔者认为该类消费者群体的满意度以及忠诚度均较高，对该类应用充分信任，所以才会选择在该类应用上购物，但从本研究实证分析并不能直接得出以上结论，且采用购物功能的样本较少，因此在未来的研究中有待进一步研究消费者在该类 APP 中购物的行为及其影响因素。

（5）不同类型应用的消费者群体研究结果。根据移动健康管理的分类以及样本情况，本书主要分析减肥塑身、运动健身以及生理健康三类应用的消费者使用行为。如表 5－8 所示，三类不同的应用对消费者需求的满足不同，对于减肥塑身类应用，对消费者使用意愿的满足依次是享乐需求、社交需求和实用需求。减肥塑身类应用的消费者群体比较特殊，主要为重视自身身材以及具有肥胖等健康问题的消费者，大部分消费者使用该类应用不仅仅是为了获取减肥知识，帮助自己减肥，而且是想通过该类应用提高自己的社交形象，获得他人的关注。从模型 10 可以看出此类应用的消费者想通过该类应用获得娱乐体验，并可以幻想自己使用该类应用能够达到减肥、塑身等效果，让自己变得更加漂亮、有魅力。

对于运动健身类应用，消费者使用该类应用的主要目的是健身，增强自身体质，对消费者使用意愿的影响作用依次是享乐需求、实用需求以及社交需求。和减肥塑身类应用类似，享乐需求的满足能够显著影响消费者的使用意愿，而此类应用相比减肥塑身类应用，实用需求的满足对消费者的使用意愿影响更大，消费者更想通过该类应用记录自身的运动信息，包括步行信息、跑步信息等。而社交需求的满足对消费者使用意愿的影响较小，主要原因在于消费者完成既定目标的运动量并不主要是为了高于其他消费者，而是为了自身健康，因此笔者认为此类消费者更加注重于自身健康和自我体验，社交需求相对较小，因此对消费者的使用意愿影响较小。

对于生理健康类应用，其主要消费者群体为女性消费者，且女性消费者更加注重自身健康，且生理健康隐私性较强，很多消费者不愿进行社交。根据表 5－8 模型 12 可以看出，此类应用中，实用需求的满足对消费者使用意愿的影响最大，且显著高于减肥和运动两类应用对使用意愿的影响，和模型 6 的研究结论相一致，女性消费者更加注重健康和隐私，对健康知识以及健康管理的需求最大，而对社交的需求最小，即实用需求显著影响消费者使用意愿，而社交需求的影响不显著，其原因一方面在于女性消费者的本身特质，另一方面在于生理健康属于特殊健康问题，隐私性较强，消费者一般不进行社交活动。虽然生理健康类应用更注重其实用性功能，但享乐需求即感知娱乐和感知幻想同样影响消费者的使用意愿，说明消费者同样重视使用该类应用的体验以及使用该类应用对消费者幻想自己更健康需求的满足。

5.4 本章小结

移动健康管理越来越多，也被越来越多的消费者接受和使用，但是消费者有哪些需求以及该类应用能够满足消费者哪些需求，是该类应用为消费者提供好的服务以及自身提升和发展的关键。因此本书基于U&G理论框架分析消费者的需求包括实用需求、享乐需求和社交需求，并通过调查问卷收集数据，研究移动健康管理对消费者需求的满足以及其对消费者使用意愿的影响作用。

根据前文实证分析和研究结果可知，实用需求及满足、享乐需求及满足和社交需求及满足均显著影响消费者移动健康管理的使用意愿，从构成型二阶变量模型中可以看出，健康信息需求和健康管理需求显著影响消费者的实用需求，其中健康信息需求的影响作用较大；感知娱乐和感知幻想显著影响消费者的享乐需求，其中感知幻想的影响作用较大；社交互动、社交表达和社交形象显著影响消费者的社交需求，其中社交形象的影响作用最大，即在满足消费者所有需求中健康信息需求、感知幻想需求和社交形象需求在消费者需求及满足中占据重要地位，对消费者的使用意愿影响最为强烈。

针对不同的消费者群体，消费者的需求及需求满足程度对消费者使用意愿的影响又不相同。①对于未使用过的消费者，消费者感知到的需求满足主要是社交需求和享乐需求，而感知到的实用需求满足对使用意愿的影响较小；对于使用过的消费者，实用需求和享乐需求显著影响消费者的持续使用意愿，说明该类应用能够显著满足消费者的健康信息需求和健康管理需求。②对于男性消费者来说，享乐需求对消费者的使用意愿最为强烈，而对于女性消费者来说，实用需求满足以及享乐需求满足显著影响女性消费者的使用意愿，说明相对于男性消费者，女性消费者更加注重健康。③对于自我感知健康的消费者，享乐需求满足对消费者使用意愿影响最大，而对于感知非健康的消费者，实用需求和享乐需求显著影响消费者的使用意愿。④对于不同的功能，使用的消费者群体不同。使用健康管理功能的消费者，实用需求和享乐需求影响最大，而社交需求和实用需求显著影响使用社交功能消费者的使用意愿，对于使用购物功能的消费者，三种需求的满足对消费者使用意愿的影响均非常显著。⑤不同类型的应用所提供功能服务以及消费者群体不同，减肥瘦身类应用享乐需求和社交需求的满足对消费者的使用意愿影响强烈，而对于运动健身类应用，实用需求、社交需求和享乐需求均显著影响消费者的使用意愿，但是对于以女性为主要消费者群体的生理健康类应用功能，实用需求的满足对使用意愿的影响显著大于满足享乐需求的影响，而满足社交需求对消费者使用意愿影响不显著。本章的研究拓宽了 U&G、消费者需求以及消费者健康管理的研究范围，对于帮助企业针对不同消费者群体进行产品研发和创新，制定适合不同群体特征的营销策略具有重要意义。

6　移动健康管理的消费者黏性实证研究

根据第四章的研究结果可以看出，移动健康管理的功能对消费者需求的满足程度能够显著影响潜在消费者初始使用行为和现实消费者的持续使用行为，而移动健康管理服务商更想通过移动健康管理的功能留存消费者。根据前文分析，移动健康管理的社交功能能够提升消费者的社交参与，进而留存消费者，因此结合第三章消费者行为意愿的分析，本章主要基于社会支持理论研究移动健康管理给予消费者的社会支持对消费者工具黏性和社交黏性的影响作用，以及消费者工具黏性和社交黏性对消费者持续使用意愿以及购物意愿的影响作用，并通过实证研究，探索和解决本章的主要研究问题。①移动健康管理对消费者的健康支持能否影响消费者黏性，哪些社会支持有影响作用。②移动健康管理包含工具性功能和社交功能，社会支持如何影响消费者的工具黏性和社交黏性。③消费者黏性能够影响消费者的行为，工具黏性和社交黏性如何影响消费者使用该类 APP 的行为，以及如何影响在该类 APP 中购买健康类产品的意愿。

6.1　研究模型及假设

6.1.1　研究模型构建

社会支持理论从精神病领域引申到心理学、社会学以及信息系统的相关研究中，已经被大量研究者证实适用于研究消费者行为。根据研究对象以及研究内容的不同，社会支持可以分为不同的维度，如研究社交网络中的消费者行为，主要将社会支持分为信息支持、网络支持和情感支持；对于健康及心理学领域的研究，患者更多的是想从医生处获得对自身健康的评估支持、帮助以及对自己健康问题的尊重等；对于社会学的研究，社会支持又可以分为政府支持、工具性支持、资源支持等。本书的研究对象为移动健康管理，移动健康管理包括工具性功能、社交功能和购物功能，工具性功能为消费者提供健康信息的记录和分析、健康问题解决方案、健康咨询以及健康信息，进而通过社交功能构建社交网络，通过社交网络为消费者提供信息交流、情感交流的平台，消费者可以构建自己的社交网络，分析自身健康经验，与其他消费者进行健康问题交流，得到其他消费者的鼓励、支持和尊重等。因此笔者认为移动健康管理的社会支持包括六大部分：评估支持、实物支持、信息支持、网络支持、情感支持、尊重支持。

本书认为黏性主要是指由系统所具备的功能支持和满足消费者需求、吸引消费者多次或长时间访问能力，进而使消费者产生对系统的依赖或强的承诺关系，继而产生多次或长时间访问该系统的意愿或行为。黏性一般作为一个整体的概念出现，但是根据研究对象的不同特征，可以将黏性分为不同的维度，如技术黏性和社会黏性等。本书根据移动管理应用主要包含三大功能：工具性功能、社交功能和购物功能。工具性功能和社交功能的目的是为了吸引和留存消费者，而购物功能则是为了实现盈利，而消费者使用移动健康管理也主要是使用工具性功能和社交功能，购物行为是健康管理和社交后发生的行为。因此笔者在移动健康管理的研究情境下，认为消费者对该类应用的黏性可以细分为工具黏性和社交黏性。

黏性作为消费者对系统的一种依赖关系，当系统为消费者提供的支持越大，消费者对系统的依赖关系越强烈。Liang 等（2011）的研究也表明了社会支持能够影响消费者对社交网络的关系质量，进而影响消费者的持续使用意愿和社交购物意愿。Hajli 等（2012）和 Lin 等（2016）同样也证实了社会支持能够显著影响消费者对社交媒体的关系质量和关系承诺，进而影响消费者的社交购物意愿。因此笔者认为在移动健康管理中，消费者从移动健康管理中获得的社会支持能够影响消费者对该类应用的依赖关系即对该类应用的黏性，而消费者的黏性能够产生持续使用行为和购物行为（图 6－1）。

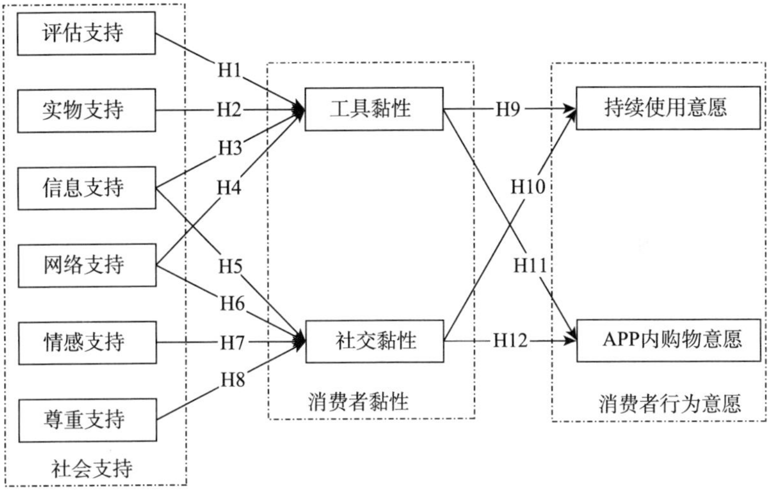

图 6－1　移动健康管理的消费者黏性及影响作用研究模型

6.1.2　研究假设

（1）工具黏性的影响因素及假设。移动健康管理为消费者提供的工具性功能主要包括数据管理功能、健康管理功能和信息管理功能，即帮助消费者记录信息、分析和评估健康状况、查询健康数据，展示消费者的运动状况等；为消费者提供健康问题解决方案及方法等；为消费者提供健康相关的资讯信息以及咨询服务等。因此笔者认为消费者使用移动健康管理 APP 可以获取评估支持、实物支持、信息支持和网络支持，且评估支持、实物支持、信息支持和网络支持均能显著影响消费者对该类应用工具性功能的黏性。

评估支持最初是指对健康威胁的评估，进而降低不确定性和提供应对威胁的策略，后来引申到健康领域，主要指对个人健康状况的评估以降低不确定性和预防疾病。在本书中主要是指通过移动健康管理的健康信息管理功能对消费者自身健康状况的诊断和评估，以帮助消费者进行健康管理，降低疾病和健康风险。现阶段对评估支持的研究较少，Oh 等（2015）研究了评估支持对消费者健康自我效能的影响作用，研究结果并不显著。移动健康管理通过健康信息管理功能，记录、分析、评估和展示消费者的健康数据和信息，评估个人消费者的健康状况，为消费者提供健康指导，评估支持对消费者的帮助越大，笔者认为消费者对该类应用的工具性功能的依赖和关系承诺程度越大，即消费者黏性越强烈，因此提出以下研究假设。

H1：移动健康管理的评估支持能够显著影响消费者的工具黏性。

实物支持是指为个体提供实质性的帮助，如提供产品和服务，帮助个体直接解决健康问题或是改变健康状况。在本书中主要是指移动健康管理 APP 根据消费者不同的健康水平为消费者提供了不同的健康问题解决方案、服务以及产品等，如健身计划、饮食计划、健身器材等。当消费者使用移动健康管理 APP，获得了个体所需要的健康服务以及健康方案时，消费者会感觉有能力应对自身所遇到的健康问题，对消费者自身的帮助也就提高，因此消费者的黏性也越高，故提出以下研究假设。

H2：移动健康管理的实物支持能够显著影响消费者的工具黏性。

信息支持主要指为个体所提供的健康知识、咨询、建议、经验以及反馈等内容，以增加消费者的知识，帮助消费者应对问题。本书主要是指移动健康管理为消费者提供健康相关的知识以及资讯信息，并且通过社交网络如跑友圈等为消费者提供经验交流的平台，使消费者能够获取健康信息，进行经验交流。移动健康管理的工具性功能主要为消费者提供健康相关的知识、咨询等信息。Bao 等（2016）及 Oh 等（2013）的研究表明信息支持能够增强关系质量和关系承诺，且能够影响消费者的持续使用意愿。在移动健康管理中笔者同样认为健康相关的信息越丰富，消费者越能获得较多的健康相关的知识，消费者对工具性功能的黏性越强，因此提出以下研究假设。

H3：移动健康管理的信息支持能够显著影响消费者的工具黏性。

网络支持是指可以进行分享和交流的同伴群体，是一种社会关系的建立和加强。在本书中主要是指移动健康管理通过为消费者提供工具功能和社交功能可以让消费者寻找到具有相同兴趣或问题的同伴。工具功能能够让消费者进行朋友关系的管理，而社交功能能够增加消费者与消费者之间的互动、交流和分享。Lin 等（2016）证实网络支持能够影响消费者的在线社会支持，且通过在线社会支持影响消费者的关系承诺和持续使用意愿，而 Bao 等（2016）的研究表明网络支持能够直接显著影响消费者的持续使用意愿。网络支持能够激发消费者使用工具性功能的意愿，通过工具性功能获取更好的健康数据，进而激发消费者更多更频繁地使用社交功能进行自我的展示和分享，因此网络支持不仅能够影响消费者的黏性，而且能够影响消费者的工具黏性和社交黏性。因此提出以下研究假设。

H4：移动健康管理的网络支持能够显著影响消费者的工具黏性。

（2）社交黏性的影响因素及假设。移动健康管理为消费者提供的社交功能主要表现为社交网络功能，如悦跑圈的跑友圈等。为消费者提供信息发布、经验分享、点赞、评论、转发等功能，消费者可以找到和自己具有相同兴趣和爱好的人，可以找到具有相同健康问题的群组，可以分享自身的健康经验，可以寻求健康帮助，可以表达自己的心情，同时也可以对他们进行评价、关心和支持。因此笔者认为消费者通过该类应用的社交功能可以获得信息支持、网络支持、情感支持和尊重支持。

根据信息支持和网络支持的概念，可以看出消费者可以通过移动健康管理的社交功能构建自己的朋友圈，找到和自己具有相同兴趣和爱好的消费者群体，并且发表信息，分享经验，对信息进行评论、转发以及构建朋友圈等。当消费者通过社交功能获得健康经验以及能够得到朋友的支持和反馈意见时，消费者就更倾向依赖于通过使用社交功能获得更多的健康相关的信息。同样网络支持也能够影响消费者更多地使用移动健康管理的社交功能，增强消费者的社交黏性。因此针对信息支持和网络支持对社交黏性的影响作用提出以下研究假设。

H5：移动健康管理的信息支持能够显著影响消费者的社交黏性。

H6：移动健康管理的网络支持能够显著影响消费者的社交黏性。

情感支持是指对他人关注、关心、鼓励、安慰以及同情的表达，通过给予情感上的支持降低压力和负面情绪。本书主要是指移动健康管理 APP 通过为消费者提供社交平台，在消费者遇到健康问题时可以得到他人的关心、支持、鼓励、安慰等情感支持。当消费者展示自身的健康状态时，如果能在社交互动中得到朋友圈好友的赞美、关心和鼓励，情感上得到朋友的认同；在消费者遇到健康问题，发表自己的不幸和痛苦时，能够得到好友的同情、鼓励和安慰，在情感上得到朋友的支持，那么消费者就会感受到归属感，进而增加对社交圈子的依赖。Bao 等（2016），Lin 等（2016）和 Liang 等（2011）的研究中也都证实了情感支持能够让消费者产生依赖关系，让消费者持续使用社交媒体等。因此笔者认为移动健康管理中的情感支持同样能够影响消费者对社交功能的依赖和持续使用，故提出以下研究假设。

H7：移动健康管理的情感支持能够显著影响消费者的社交黏性。

尊重支持是指对个体的认同和尊重，包括个人的技术、能力和价值观等。尊重支持主要包含两个方面的核心内容，即对个体外部能力的认同以及对个体内部价值观的认知。本书主要指个体在个人能力和内部价值上能够得到移动健康管理中消费者社交圈内其他消费者的尊重和认可。尊重支持可以降低消费者应对健康问题的不自信和负面情绪，能够提高消费者的归属感，增强消费者对社交功能以及该类应用的黏性，因此提出以下研究假设。

H8：移动健康管理的尊重支持能够显著影响消费者的社交黏性。

(3) 黏性的影响作用及假设。根据黏性的定义，笔者认为工具黏性主要是指由移动健康管理的工具性功能支持和满足消费者需求而使消费者对该类应用的工具性功能产生的依赖和承诺关系，主要表现为对工具性功能的多次或长时间使用的意愿或行为。而社交黏性主要是指由移动健康管理的社交功能为消费者提供信息交流、情感分享的平台，支持和满足消费者需求而使消费者对该类应用的社交功能产生的依赖和承诺关系，主要表现为对社交功能的多次或长时间使用的意愿或行为。

根据国内外学者的研究，消费者黏性对消费者行为的影响主要包括两个方面，即影响消费者的使用行为和购物意愿。移动健康管理的工具性功能主要满足消费者的健康管理需求，当消费者的健康管理需求得到满足时，消费者的工具黏性越高，消费者对系统的依赖程度越高。工具黏性在本书中属于黏性的一种，因此提出以下研究假设。

H9：消费者的工具黏性显著影响消费者对移动健康管理的持续使用意愿。

H11：消费者的工具黏性显著影响消费者在移动健康管理APP中购物的意愿。

社交通常作为增强消费者黏性，留存消费者的主要手段，通过社交功能让消费者与系统、消费者与消费者之间建立社交关系，从而产生对社交网络、社交群体的依赖关系。移动健康管理的社交功能主要满足消费者的社交需求，当消费者的社交需求得到满足和支持后，消费者的社交黏性越高，消费者对系统的依赖程度越高。社交黏性同属于黏性的一种，社交黏性越强，消费者越愿意持续使用该类应用，同样社交黏性越强，消费者在该类应用中购物的意愿也越强烈。因此提出以下研究假设。

H10：消费者的社交黏性显著影响消费者对移动健康管理的持续使用意愿。

H12：消费者的社交黏性显著影响消费者在移动健康管理APP中购物的意愿。

6.2 研究设计及数据收集

针对消费者行为和消费者购物行为的研究，前人主要基于调查问卷收集数据，通过结构方程模型进行假设检验，因此本书在社会支持理论和消费者黏性理论的基础上构建研究模型，通过调查问卷收集数据，并通过SPSS和Smart PLS对数据进行处理和分析，验证研究假设。而根据上一章的调查分析和研究结果可以看出，在移动健康管理APP中，主要以运动健康类应用的使用为主，占整个调查结果的66.5%，因此在本章的研究中，以运动健康为例研究消费者的黏性，且调查中主要以使用运动健康类应用的消费者为调查对象。

6.2.1 问卷设计与变量测度

调查问卷的社交主要参照前人的研究文献，主要包含三部分内容：第一部分主要是问卷描述及调查说明，被调查者基本情况和主要潜变量的测度。问卷描述主要说明了进行移动健康管理调查的目的和意义，并且解释了哪些属于运动健康应用。第二个部分主要是消费者基本情况的调查，包括消费者的性别、年龄、文化程度，以及消费者是否使用过运动健康APP以及使用过这些应用的哪些功能。第三部分主要是对潜变量的测度，根据研究模型，共设置了10个潜变量，而且由于国内关于社交支持不同维度以及黏性分类的研究较少，因此主要参照国外的文献，通过李克特5级量表进行测度。

其中社会支持主要包含六个维度，即评估支持、实物支持、信息支持、网络支持、情感支持、尊重支持，主要参考Oh等（2013）和Lin等（2015）等的研究，并根据研究对象的不同进行修改。评估支持主要测度对消费者健康状况的测度和评估以及反馈；实物支持主要是对消费者的物质性支持，包括健康方案以及健康计划的支持等。信息支持主要是对消费者信息需求的支持和满足，包括得到健康知识和咨询、获取他人健康经验以及问题反馈等。网络支持主要是测度消费者能够找到具有共同兴趣、爱好、经历以及可以信任的人；情感支持主要测度在该类应用中，遇到健康问题或者分享经验时会有其他消费者赞美、鼓励、安慰、支持自己；尊重支持则主要测度消费者在使用该类应用的过程中，其他消费者表现出来的对自己处理问题、解决健康类问题能力的认可和信任。

黏性分为工具黏性和社交黏性，由于前人研究中并没有专门针对工具黏性和社交黏性的测度，因此主要借鉴黏性的概念以及测度，参考 Lin 等（2007）、Yang 等（2014）、Chiang 等（2015）的研究，认为工具黏性是对健康管理功能长时间、更加频繁的使用意愿，而社交黏性主要测度消费者对社交功能的长时间和频繁的使用意愿。消费者持续使用意愿的研究主要参照 Bao 等（2016）的研究，而 APP 内购物意愿主要参照 Hsu 等（2016）的研究。

所有的测度变量均首先翻译成中文，然后根据研究对象进行修改，修改后的问项发给电子商务专业的博士和硕士针对英文原文提出意见，并根据意见进行多次修改，形成问卷初稿。问卷初稿通过“问卷星”的样本服务进行预调研，收集 50 份数据，根据预调研结果进行修改，形成最终问卷。

6.2.2 数据收集与统计分析

本书主要采取网络方式收集数据，通过“问卷星”的样本服务和推荐服务收集问卷，“问卷星”的样本服务在收集的过程中添加陷阱项，并依据答卷中的陷阱项删除无效问卷，通过样本服务共收集 200 份问卷，通过推荐服务共收集 200 份问卷，推荐服务中笔者认为填写时间小于 100 秒的问卷为无效问卷，删除无效问卷后，通过推荐服务共收集 128 份问卷，因此通过两种方式共收集 328 份调查数据。

通过对328份有效数据进行统计分析（表6-1），参与问卷填写的消费者中男女人数基本持平，其中年龄主要集中于25～45岁，占所有被调查者的82.7%。被访者文化程度主要在专科以上，以本科为主，占73.2%。被调查者中94.5%的消费者使用过运动健康类应用，而只有18人从没有使用过该类应用。在使用运动健康应用中，92.1%的消费者都使用管理功能，一半以上的消费者都使用社交功能，而在该类应用上购买过产品的只有135人，只占整个调查对象的41.2%。

表6-1　移动健康管理消费者黏性研究描述性统计

选项	选项范围	频率	百分比（%）	选项	选项范围	频率	百分比（%）
性别	男	160	48.8	年龄	18岁及以下	0	0
	女	168	51.2		19～24岁	28	8.5
文化程度	初中及以下	3	0.9		25～35岁	195	59.5
	高中/中专/技校	11	3.4		36～45岁	76	23.2
	专科	52	15.8		46～60岁	27	8.2
	本科	240	73.2		61岁及以上	2	0.6
	研究生及以上	22	6.7	使用哪些功能	管理功能	302	92.1
是否使用	是	310	94.5		社交功能	209	63.7
	否	18	5.5		购物功能	135	41.2

6.3　数据分析及研究结果

6.3.1　信度与效度分析

本书主要通过SPSS和Smart PLS进行信度和效度的分析。信度主要是指所收集数据的一致性、稳定性和可靠性，一般通过组合信度（*CR*）来衡量各个测量项的信度，通过*Cronbach's* α 来测量各个因子的信度。首先通过SPSS进行可靠性检测，验证问卷的整体信度，问卷整体信度*Cronbach's* $\alpha=0.930$，说明问卷整体信度较高；通过 SPSS 检验 *KMO* 值为 0.922，说明适合进行因子分析。因子载荷、*CR* 值、*Cronbach'a α* 以及 *AVE* 值等均通过 Smart PLS 进行验证性因子分析获取。由 Smart PLS 运行后得出的 APS3 的因子载荷小于 0.6，因此在模型检验中删除了 APS3，只保留评估支持的两个指标。

由表 6-2 可以看出，各潜变量的组合信度 *CR* 均大于 0.7，说明各潜变量组合信度较高，具有较好的内部一致性。通常情况下，我们认为当 *CR* 值和 *Cronbach's α* 值均大于 0.7 时，可以认为测量模型具有较好的内部一致性，但是本书中评估支持、实物支持、信息支持以及网络支持的 *Cronbach's α* 均小于 0.6，而尊重支持、工具黏性和持续使用意愿的 *Cronbach's α* 值则仅仅达到 0.6 的可接受水平。在信度检验中 *Cronbach's α* 值直接受项目多少的影响，增加测量项的数量会使 *Cronbach's α* 值迅速增加，而且 *Cronbach's α* 只是检测信度估计的一个下限，使用 *Cronbach's α* 作为一致性信度指标容易发生低估的情形，但是组合信度却基本能够准备反映测量的真实信度。因此本书认为 *CR* 大于 0.7 说明测量模型各潜变量具有较好的内部一致性。

表 6-2　测量模型的变量因子载荷以及信度、效度分析

潜变量	测度项	标准载荷	均值	标准差	*CR*	*AVE*	*Cronbach's α*
评估支持	APS1	0.903	3.884	0.607	0.740	0.596	0.355
	APS2	0.614	3.590	0.872			
实物支持	TAS1	0.700	3.790	0.783	0.757	0.511	0.521
	TAS2	0.764	3.910	0.705			
	TAS3	0.677	3.674	0.907			
信息支持	INS1	0.748	3.965	0.693	0.758	0.512	0.522
	INS2	0.760	3.813	0.744			
	INS3	0.633	3.890	0.764			
网络支持	NES1	0.767	3.926	0.787	0.786	0.551	0.593
	NES2	0.749	3.732	0.752			
	NES3	0.710	3.677	0.824			

（续）

潜变量	测度项	标准载荷	均值	标准差	*CR*	*AVE*	*Cronbach's α*
情感支持	EMS1	0.739	3.765	0.812	0.845	0.577	0.757
	EMS2	0.765	3.697	0.775			
	EMS3	0.759	3.661	0.791			
	EMS4	0.776	3.590	0.830			
尊重支持	ESS1	0.810	3.674	0.813	0.792	0.560	0.610
	ESS2	0.723	3.813	0.695			
	ESS3	0.708	3.926	0.727			
工具黏性	INST1	0.743	4.035	0.806	0.819	0.603	0.670
	INST2	0.848	4.023	0.761			
	INST3	0.734	4.023	0.735			
社交黏性	SOST1	0.836	3.490	0.899	0.882	0.713	0.798
	SOST2	0.873	3.552	0.918			
	SOST3	0.823	3.535	0.987			
持续使用意愿	COIN1	0.723	4.223	0.737	0.796	0.566	0.616
	COIN2	0.764	3.971	0.703			
	COIN3	0.768	3.974	0.771			
APP 内购物意愿	PUIN1	0.861	3.532	0.905	0.882	0.714	0.799
	PUIN2	0.859	3.571	0.847			
	PUIN3	0.814	3.474	0.974			

调查问卷中各个测量项均是根据前人研究，结合本书研究情景修改而成，因此笔者认为具有一定的内容效度。而样本中各潜变量的因子载荷大部分在 0.7 以上，部分在 0.6 以上的可接受水平，*AVE* 均大于 0.5，说明各测量项具有较好的聚合效度。为检验量表的判别效度，主要通过各变量 *AVE* 值的平方根与变量间相关系数比较，表 6-3 为 *AVE* 平方根和相关系数结果，表中对角线加粗为 *AVE* 值的平方根，其余为相关系数。从表 6-3 可以看出虽然各潜变量间的相关系数均小于 *AVE* 值的平方根，表明量表的判别效

度较好。因此我们认为本书研究具有较好的效度。

表 6-3 判别效度分析

变量	*APS*	*TAS*	*INS*	*NES*	*EMS*	*ESS*	*INST*	*SOST*	*COIN*	*PUIN*
APS	**0.772**									
TAS	0.531	**0.715**								
INS	0.511	0.545	**0.716**							
NES	0.438	0.550	0.600	**0.742**						
EMS	0.389	0.472	0.600	0.648	**0.760**					
ESS	0.436	0.513	0.538	0.563	0.604	**0.748**				
INST	0.486	0.434	0.540	0.521	0.435	0.427	**0.776**			
SOST	0.374	0.472	0.457	0.534	0.557	0.513	0.343	**0.844**		
COIN	0.484	0.538	0.574	0.561	0.503	0.568	0.664	0.529	**0.752**	
PUIN	0.378	0.533	0.440	0.481	0.489	0.491	0.325	0.602	0.349	**0.845**

6.3.2 假设检验

本书主要通过 Smart PLS 进行结构方程检验，验证研究假设，主要通过 PLS Algorithm 进行路径分析，通过 BootStrapping 进行路径显著性检验，根据前人研究，我们认为 $T>2$ 表明路径关系在 $P<0.001$ 的显著性水平下显著。如图 6-2 所示为整体样本的路径关系以及显著性水平和 R^2 的值。由图 6-2 可以看出消费者使用移动健康管理的工具黏性和社交黏性受到社会支持的影响，其中评估支持、信息支持和网络支持显著影响消费者的工具黏性，网络支持、情感支持和尊重支持显著影响消费者的社交黏性，但是实物支持对工具黏性和信息支持对社交黏性的影响作用均不显著。工具黏性和社交黏性显著影响消费者的持续使用意愿和 APP 内购物意愿，其中工具黏性对持续使用意愿的影响作用最大，而社交黏性对消费者 APP 内购物意愿的影响作用最大。社交支持对工具黏性的解释度达到 0.393，对社交黏性的解释度达到 0.393，对持续使用意愿和 APP 内购物意愿的解释度分别达到 0.544 和 0.378，具有一定

的解释力，因此认为研究模型是可以被接受的。

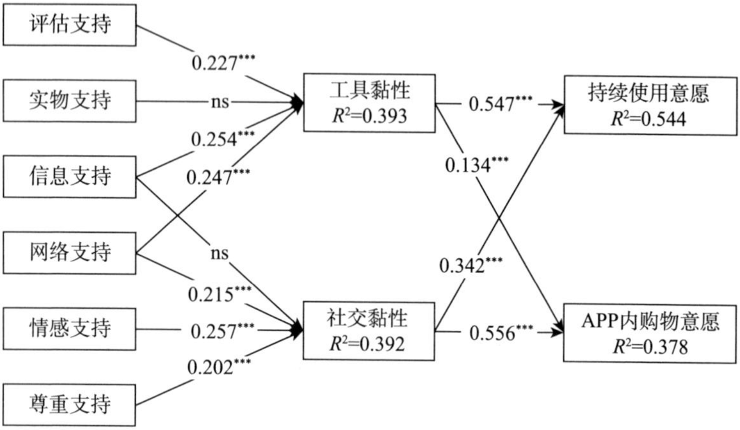

图 6－2　研究模型路径系数及显著性水平

注：***表示 $T>2$，达到 $P<0.001$ 的显著水平；ns 表示 $T<2$，路径不显著。

6.3.3　研究结果与讨论

根据文献综述和对移动健康管理的分析，笔者将移动健康管理对消费者的社会支持分为六个维度：评估支持、实物支持、信息支持、网络支持、情感支持和尊重支持。将消费者的黏性分为工具黏性和社交黏性，验证社会支持对消费者黏性的影响作用以及消费者黏性对消费者行为意愿的影响作用。如表 6－4 所示，大部分研究假设得到支持，只有 H2 和 H5 未能得到支持。

表 6－4　假设检验结果汇总表

假设	假设内容	路径系数及显著性	R^2	结果
H1	评估支持→工具黏性	0.227***	0.393	支持
H2	实物支持→工具黏性	ns		不支持
H3	信息支持→工具黏性	0.254***		支持
H4	网络支持→工具黏性	0.247***		支持

（续）

假设	假设内容	路径系数及显著性	R^2	结果
H5	信息支持→社交黏性	ns		不支持
H6	网络支持→社交黏性	0.215***	0.391	支持
H7	情感支持→社交黏性	0.257***		支持
H8	尊重支持→社交黏性	0.202***		支持
H9	工具黏性→持续使用意愿	0.547***	0.544	支持
H10	社交黏性→持续使用意愿	0.342***		支持
H11	工具黏性→APP 内购物意愿	0.134***	0.378	支持
H12	社交黏性→APP 内购物意愿	0.556***		支持

注：***表示达到 $P<0.001$ 的显著水平。

（1）社会支持对工具黏性的影响。工具性功能为消费者提供的社会支持主要包括四个方面，通过健康信息记录、分析以及评估为消费者提供的评估支持；通过分析消费者健康状况为消费者提供的实物支持如运动健身方案、饮食方案等；通过信息推送以及健康咨询等为消费者提供健康相关的信息支持；通过健康群组等功能为消费者提供网络支持功能，如悦跑圈的我的跑友、发现跑团等。通过假设检验，如图 6－2 和表 6－4，研究假设 H1、H3、H4 都得到支持，评估支持、信息支持和网络支持能够影响消费者工具黏性的 39.3%，其中信息支持和网络支持的影响作用较大，而实物支持对工具黏性的影响作用不显著。

笔者认为当工具性功能通过各种功能和形式为消费者提供支持，满足消费者的健康管理需求时，那么就会对工具性功能形成一种依赖和承诺关系，即对消费者的支持越强，消费者对工具性功能的黏性越强。根据假设检验结果可以看出，评估支持、信息支持和网络支持能够满足消费者自我健康管理和评估的需求、满足消费者健康相关信息获取的需求、满足消费者好友管理的需求，因此消费者的黏性较高。因此在移动健康管理的开发、运维中要充分重视健康数据监测、分析以及评估的功能，提供更加专业、丰富和准确的健康咨询和信息，构建更多多种类型的健康群组，让消费者能够通过健康群组构建自己的健康网络。

实物支持对消费者工具黏性的影响不显著，可能存在两个方面的原因，一方面是专业化的方案和专家服务收取费用，影响了很多消费者的使用体验，另一方面是由于大部分健康方案或计划需要长时间坚持，且部分移动健康管理中并没有健康方案和专家服务。①实物支持主要来源于工具性功能能够为消费者提供健康方案，帮助消费者找到健康专家等，但是在实际的使用过程中，虽然移动健康管理也能够为消费者指定运动计划、健身计划、饮食计划等，但是专业化的健康方案以及专家服务均收取费用。以减肥健康中的“轻＋”为例，为消费者提供定制化的健康方案、悦瘦营网上减肥营以及体重管理师的指导，但参加悦瘦营要缴纳 999～2 580 元不等的费用，而使用提供的管理师服务，则需要缴纳 99 元/年的管理服务费用，因此存在大部分消费者只使用免费的健康管理服务功能，而并不使用专业化收费的健康方案以及专家服务。因此健康方案以及专业化服务的消费者群体具有一定的限制性，很多低收入群体以及价格敏感的消费者或许并非健康方案以及专业化服务的目标消费者。②大部分健康方案需要一个长时间坚持的过程，而很多的消费者主要利用碎片化时间进行健康管理，所以对于很多消费者来说，使用和制定的健康计划或方案并不能严格坚持，如悦跑圈中的训练计划，至少都要 3 天的定时训练，而“轻＋”中的饮食方案至少也要 7 天时间。而部分移动健康管理并没有专家服务功能，如悦跑圈只有运动计划的功能，没有教练或专家服务功能。因此对于消费者来说，移动健康管理的健康计划、健康方案以及专家服务等并没有起到应有的支持作用。

（2）社会支持对社交黏性的影响。移动健康管理的社交功能主要体现为朋友群组、论坛等多种行为，可以进行健康信息、经验以及问题的分析和交流，可以展示自身的健康状况以及健康管理成果，可以与他人建立关系，得到他人的关心和支持，因此主要表现为信息支持、网络支持、情感支持和尊重支持。根据图 6－2 和表 6－4 所示，研究假设 H6、H7、H8 均得到支持，网络支持、情感支持和尊重支持对消费者社交黏性的解释度达到 39.2%，而假设 H5 未得到支持，说明社交功能提供的信息支持对消费者社交黏性的影响作用并不显著。

根据假设检验结果，笔者认为消费者在适用移动健康管理的过程中，如果通过社交功能能够找到适合自己的社交群组，能够进行经验的交流和分享，能够得到他人的认同、鼓励、同情和安慰以及能够得到平台和消费者的尊重，那么消费者对社交功能的黏性就比较大。其中情感支持的影响作用最大，即消费者使用移动健康管理的社交功能主要是为了分享和展示自己，希望通过社交平台得到他人的认可，在遇到问题时希望得到他人的鼓励和同情。而尊重支持主要是通过社交实现，消费者可以展现自己的健康状态，得到他人支持和认可，增强自身内部和外部价值的尊重，增强自信心等。因此移动健康管理开发和运维中，应该加强社交功能中的自我展示、交流互动以及群组构建等功能的开发和运营，提高消费者对社交功能的黏性。

信息支持对消费者社交黏性的影响不显著。消费者通过社交功能获取健康相关的信息主要包括其他消费者的个人健康状态展示信息、健康问题咨询及反馈信息、健康经验分享以及讨论信息，主要以朋友圈、帖子以及讨论组的形式出现。移动健康管理的社交功能和社交网络具有很大区别，前者主要以社交为主，健康类信息服务只是沟通交流中的一部分内容，且信息内容主要以他人健康状态、健康经验为主，而后者则是兼具信息和社交，以信息服务为基础进行社交活动，信息的内容包括各个方面，如社会热点事件等。因此认为假设检验结果和 Bao 等（2016）、Liang 等（2011）、陈爱辉等（2014）的研究结果不同是可以接受的，也说明了移动健康管理社交功能和传统社交网络的区别，会影响消费者的行为。

（3）黏性对消费者行为的影响。根据研究结果，消费者黏性能够显著影响消费者的行为。其中消费者黏性会影响消费者的持续使用行为，在本书中通过假设 H9、H10 进一步得到验证。工具黏性和社交黏性对消费者持续使用意愿均具有显著的影响作用，且解释度达到 54.4%，其中工具黏性（β=0.547）对于消费者持续使用意愿的影响作用大于社交黏性（β=0.342）对持续使用意愿的影响作用。说明相对于移动健康管理的社交功能来说，其消费者对工具性功能的依赖对消费者的持续使用意愿影响作用更大，一方面体现在工具性功能对消费者评估支持、信息支持和网络支持中，另一方面是工具性功能保存了消费者大量健康相关的数据，对于消费者来说更容易进行健康状况的分析和管理。

和前人研究一致，本书认为消费者黏性能够影响消费者的购物意愿，研究假设 H11、H12 得到支持。工具黏性和社交黏性对消费者的 APP 内购物意愿具有显著影响作用，共同解释了 APP 内购物意愿的 37.8%，其中社交黏性对购物意愿的影响作用显著大于工具黏性对购物意愿的影响作用。移动健康管理中的商务活动主要表现为三种形式：第一是移动健康管理的购物商城，即通过开设自营或第三方商城的形式销售健康类相关产品或服务；第二是移动健康管理中的社交商务，即通过社交功能进行产品的推荐和交易；第三为移动健康管理中的情景商务，即通过社交功能开展各种主题的活动，如线上马拉松、减肥瘦身夏令营等，并在此基础上进行产品的交易活动。社交黏性能够显著影响消费者的购物意愿，即从侧面说明社交商务是 APP 内购物活动的主要方式，且社交活动能够显著影响消费者的社交购物意愿。

工具黏性和社交黏性是消费者黏性的两个主要维度，通过研究发现工具黏性能够显著影响消费者的持续使用意愿，而社交黏性能够显著影响消费者的购物意愿，因此在移动健康管理的开发和运维中，应该加强工具性功能，进而增强消费者的持续使用意愿，加强社交功能，进而增强消费者的购物意愿。工具黏性和社交黏性对购物意愿的解释度达到 37.8%，说明尚且存在其他因素影响消费者在移动健康管理中的购物行为，如产品的价格、产品的质量等，需要进一步研究和探索。

6.4 本章小结

移动健康管理的工具性功能和社交功能被认为是提高吸引和提高消费者黏性的主要方法，电商功能是企业实现流量变现的主要途径，而哪些因素影响消费者的黏性，消费者在使用移动健康管理的过程中会产生哪些黏性，这些黏性对消费者行为产生哪些影响？对于移动健康管理服务商来说，如何增强消费者黏性，保持消费者的持续使用意愿和消费者在 APP 中的购物意愿十分重要。因此本章主要基于社会支持理论和消费者黏性理论，并通过分析移动健康管理的功能和服务，将社会支持理论分为评估支持、实物支持、信息支持、网络支持、情感支持和尊重支持，将消费者黏性分为工具黏性和社交黏性，并假设消费者黏性能够影响消费者的行为，包括持续使用意愿和 APP 内购物意愿，并基于此构建研究模型。

通过问卷调查、数据收集以及假设检验，研究发现移动健康管理能够为消费者提供评估支持、实物支持、信息支持、网络支持、情感支持和尊重支持。评估支持、信息支持和网络支持显著影响消费者的工具黏性，而网络支持、情感支持和尊重支持显著影响消费者的社交黏性。消费者黏性显著影响消费者的持续使用意愿和 APP 内的购物意愿，且工具黏性对持续使用意愿的影响作用较大，而社交黏性对消费者 APP 内购物意愿的影响作用较大。因此也证实了在移动健康管理的研究情境下，社会支持能够显著影响消费者的黏性，而消费者的黏性能够显著影响消费者的行为。研究结果拓宽了社会支持、消费者黏性的研究范围，深化了对社会支持和消费者黏性的研究，证实了消费者黏性对消费者行为的影响作用，同时也为应用提供企业的开发、运维、商业模式构建以及发展提供建议和意见。

7 移动健康管理的消费者购物意愿实证研究

第六章主要研究了移动健康管理给予消费者的社会支持对消费者黏性的影响作用，并将消费者黏性分为工具黏性和社交黏性，研究结果证实了工具黏性和社交黏性均会影响消费者移动健康管理的使用意愿以及消费者移动健康管理 APP 内的购物意愿。促使移动健康管理的消费者购物，实现流量的变现是移动健康管理服务商的主要目的之一，也是企业的主要盈利方式。根据第二章和第三章的分析，消费者价值感知和交易成本是影响消费者选择在移动健康管理 APP 内购物的主要因素，而哪些交易成本会影响消费者购物过程中的价值感知，在消费者交易过程中，消费者的哪些价值感知会影响消费者在移动健康管理中的购物意愿，以上是本章的主要研究问题。因此本章基于第三章的分析，基于交易成本理论和消费者价值感知理论构建研究模型，通过调查问卷收集数据进行假设检验，研究消费者购物意愿的影响因素。

7.1 研究模型及假设

7.1.1 研究模型构建

移动健康管理作为移动应用系统的一种，为消费者提供服务和购物功能，具有便利性、专业性以及方便性等优势，能够满足消费者的价值需求，吸引消费者在 APP 内购买健康类产品或服务，实现移动健康管理的商业盈利。本章主要研究消费者对移动健康管理 APP 内健康类产品或服务的购买意愿，移动健康管理与一般的移动购物、网站购物相比主要是购物渠道有差异，而根据前人研究，交易成本是选择购物渠道的主要影响因素之一，顾客价值感知能够很好地预测消费者的购物意愿，因此本章主要基于交易成本理论和顾客价值感知理论构建研究模型。

(1) 基于电子商务链的交易成本分析。电子商务链理论是分析电子商务交易过程的基本框架，因此本书在前人研究的基础上分析移动健康管理中消费者购买健康类产品或服务的交易成本。如图7-1所示，广义的电子商务链理论包含三个阶段，前商务阶段、交易链阶段以及后商务阶段，前商务阶段主要是购物平台的确认，在进行网络购物平台的确认过程中会存在身份确认成本，但是在移动健康管理中，在进行商品交易活动之前并不需要对该平台进行再次确认，因此并不会产生身份确认成本。

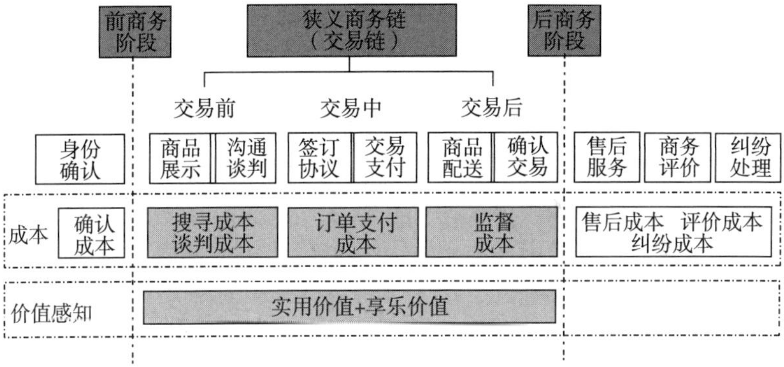

图7-1　消费者视角下基于电子商务链的交易成本、价值分析

在交易链阶段又分为交易前、交易中和交易后，交易链阶段又被称为狭义商务链，是商品交易的具体过程，包含商品展示、沟通谈判、签订协议、交易支付、商品配送以及确认交易。在此阶段从消费者视角分析，主要包含搜寻健康类产品或服务、与买家谈判沟通、下订单进行交易支付，监督卖家发货并确认货物正确几个环节，在此过程中对于消费者来说主要产生搜寻成本、谈判成本、订单支付成本以及监督成本。

后商务阶段主要包括售后服务、商务评价以及纠纷处理，对于消费者来说会涉及售后成本、评价成本以及纠纷成本，但是针对不同消费者的购买过程，这些成本属于交易后成本，且这些成本并非均会出现。因此笔者认为从消费者的角度来分析，消费者的交易成本主要产生在电子商务链的交易链阶段，并根据交易链的节点，笔者认为主要包含四类交易成本：搜寻成本、谈判成本、订单支付成本和监督成本。

（2）基于电子商务链的价值感知分析。移动健康管理相对于传统的网站购物和移动商城购物具有几个方面的优势。①移动健康管理APP内的产品更加专业，能够为消费者提供个性化、专业化的健康服务和产品。②移动健康管理的垂直性使所有的健康类产品或服务均围绕一个主题，使健康类产品和服务信息更加专业，更加聚焦，产品和服务的垂直性、专业性能够使消费者快速找到适合自己的健康产品，让消费者更加便利。③由于移动应用的专业性、产品和服务的垂直性，让消费者在购物过程中获得娱乐性。因此根据Babin等（1994）、贾薇等（2011）以及Lee等（2016）的研究，笔者认为在消费者交易链阶段，消费者能够获得实用价值和享乐价值。

（3）研究模型构建。根据Wu等（2014）和王崇等（2016）的研究，分别针对不同的研究对象，从不同的角度证实了评价成本、支付成本、风险成本和搜寻成本、道德风险成本以及特定资产成本能够显著影响消费者的价值感知，消费者的价值感知能够直接影响消费者的购物意愿，因此构建如图7-2所示的研究模型。

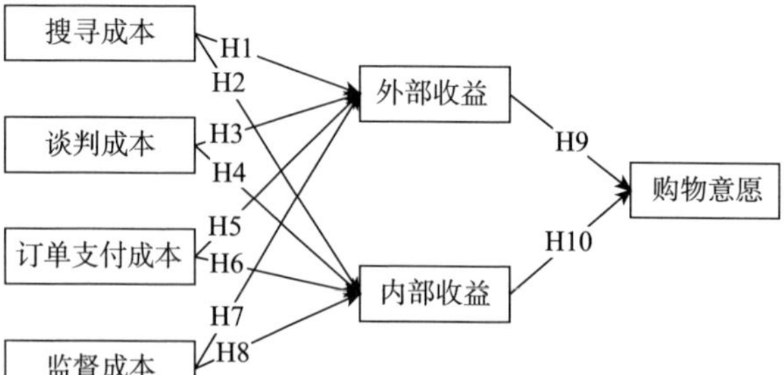

图7-2　移动健康管理APP内消费者购物意愿的研究模型

7.1.2 研究假设

（1）交易成本到价值感知。搜寻成本主要是指消费者在移动健康管理APP内购物，寻找自己需要的和适合自己的健康类产品或服务所付出的时间、精力以及努力等成本。在消费者购物过程中，如果消费者不能够获得足够的产品知识，就很难促使消费者形成对产品以及交易过程的价值判断，且Zeithaml（1988）提出降低消费者的产品搜寻成本，能够提高消费者的价值感知。如果消费者能够更快速地获取产品和服务信息，那么将节省消费者的时间和精力，提高消费者的价值感知，在此笔者认为搜寻成本越低，消费者的实用价值和享乐价值越高，因此提出以下研究假设。

H1：消费者APP内购物的搜寻成本能够显著负向影响消费者的实用价值。

H2：消费者APP内购物的搜索成本能够显著负向影响消费者的享乐价值。

谈判成本主要是指消费者在购物过程中与卖家进行沟通、商讨关于产品或服务交易时所付出的时间和精力。在交易过程中，寻找客服越困难，与卖家沟通越不顺畅，花费的时间和精力越多，则消费者付出的谈判成本越多。谈判成本属于交易成本的一个维度，根据交易成本对消费者价值感知的影响作用，笔者同样也认为谈判成本越高，消费者的价值感知越低，因此提出以下研究假设。

H3：消费者APP内购物的谈判成本能够显著负向影响消费者的实用价值。

H4：消费者APP内购物的谈判成本能够显著负向影响消费者的享乐价值。

订单支付成本是指消费者在确定购物类别后下订单、填写订单信息以及进行支付所付出的时间和精力。在交易过程中消费者需要对所要购买的产品下订单，填写订单信息以及快递信息等，并且进行订单结算。下订单以及订单支付的过程越简单，消费者的价值感知越高，付出的时间和精力越少。支付成本对消费者价值感知的负向影响作用在王崇的研究中也得到了证实。因此提出以下研究假设。

H5：消费者 APP 内购物的订单支付成本能够显著负向影响消费者的实用价值。

H6：消费者 APP 内购物的订单支付成本能够显著负向影响消费者的享乐价值。

监督成本发生于交易后确认阶段，主要是指消费者在监督和确认卖家按时、按质以及按量发送所购买产品和服务时所付出的时间和精力。在交易过程中如果卖家能够按照消费者购买的产品和服务的质量标准和数量，依照约定的时间发货，那么消费者感知到的监督成本就比较低，较低的监督成本能够显著提高消费者的价值感知，因此提出以下研究假设。

H7：消费者 APP 内购物的监督成本能够显著负向影响消费者的实用价值。

H8：消费者 APP 内购物的监督成本能够显著负向影响消费者的享乐价值。

（2）价值感知到购物意愿。根据前人研究，本书将交易过程中消费者的价值感知分为实用价值和享乐价值，实用价值原本是指产品或服务使用中体现的功能，在此主要指移动健康管理为消费者购物过程提供的购物功能和服务给消费者带来的实用性满足，是一种理性的价值感知，如从交易过程中获取的产品专业化、购物便捷性等。享乐价值原本是指消费者在使用产品或服务的过程中获得的情感性体验，在此主要是指消费者在购物过程中获得的娱乐性情感体验。根据前人研究，电子商务购物平台为消费者提供的功能或服务越好，消费者的交易成本感知越低，那么消费者的实用价值和享乐价值越高。根据前人研究，消费者的价值感知是消费者购物行为的主要影响因素，且能够影响消费者的初次购物意愿和再次购物意愿。因此笔者认为消费者在移动健康管理 APP 内购物的实用价值感知和享乐价值感知均能够显著影响消费者购物意愿，因此提出以下研究假设。

H9：消费者APP内购物的实用价值感知能够显著正向影响消费者购物意愿。

H10：消费者APP内购物的享乐价值感知能够显著负向影响消费者购物意愿。

7.2 研究设计及数据收集

7.2.1 问卷设计与变量测度

本研究主要采用调查问卷的方式收集数据，调查问卷的设计主要参照前人研究。调查问卷主要包含三个部分，第一部分介绍了本次调查的目的和意义，说明了运动健康应用以及其购物模块和功能。第二部分为消费者使用和购物情况调查，包括被调查者的基本情况、运动健康应用的使用情况以及运动健康管理应用中购物功能的使用和消费情况。第三部分为潜变量的测度，根据研究模型，主要包含7个潜变量，均使用李克特5级量表进行测度。

潜变量主要包括搜寻成本、谈判成本、订单支付成本和监督成本，其中搜寻成本和谈判成本主要参考Teo等（2005）以及王崇等（2016）的研究，订单支付成本主要参照王崇等（2016）的研究，监督成本主要根据Teo等（2005）的研究改编而来，交易成本的测度主要体现为时间、经历以及努力程度的付出。价值感知主要包括实用价值和享乐价值的测度，主要根据Babin等（1994）、贾薇等（2011）以及Lee等（2016）的研究改编而来。消费者APP内购物意愿主要根据Hsiao等（2016）的研究，根据移动健康管理的研究情景改编而来。所有的测度项均首先翻译成中文，然后电子商务专业的老师和博士根据英文原文提出修改意见，形成问卷初稿。调查问卷的预调研通过“问卷星”的样本服务实现，收集了100份调研数据，删除无效问卷后，根据预调研结果修改问卷表述，形成最终问卷。

7.2.2 数据收集与统计分析

调查问卷主要通过“问卷星”的样本服务收集，并且在问项中设置陷阱项。与前一章相同，移动健康管理中，运动健康功能使用得最多，因此本书以运动健康为例收集数据。通过样本服务共收集到问卷447项，通过服务公司陷阱项设计自动排除无效问卷，问卷设计中在潜变量测度中加入了矛盾项，根据矛盾项答案不一致原则进行人工排查，共删除无效问卷149份，剩余有效问卷298份，问卷的有效率为66.7%。

通过对298份数据进行描述性统计分析，如表7-1所示，发现运动健康应用中女性消费者多于男性消费者，而年龄主要集中在24～45岁，其中以24～35岁的消费者最多，占整个样本的60.1%，说明使用运动健康应用的消费者主要为年轻人。被调查对象中64.4%的消费者的可支配收入处于3 000～8 000元，且以5 001～8 000元居多，说明运动健康的消费者多为较高收入群体。被调查者的文化程度主要集中在本科，占整个调查对象的68.1%。在298份有效数据中，其中有30位被调查者没有使用过运动健康应用，89.9%的消费者使用过运动健康应用，而且63.8%的运动健康应用消费者在运动健康应用中购买过健康类产品或服务。

对于使用过运动健康的消费者，81.7%的消费者使用了半年至2年，且以1～2年的使用者居多。使用频率较为分散，但如表7-1所示，超过一半的消费者能够每周使用两次及以上，占据整个样本的57%。购买过产品的消费者只有171个，大部分消费者购买过2～3次，只有14.7%的消费者购买过5次以上，说明消费者对于在运动健康APP内购物的接受程度并不高。运动健康APP内所有购物的总金额在1 000元以上的被访者只占36.8%，说明大部分消费者并没有在运动健康APP中进行高额消费。

表 7-1 移动健康管理消费者描述性统计

选项	选项范围	频率	百分比(%)	选项	选项范围	频率	百分比(%)
性别	男	124	41.6	是否使用	是	268	89.9
	女	174	58.4		否	30	10.1
年龄	18 岁及以下	1	0.3	使用时间	半年及以下	18	6.7
	19～23 岁	22	7.4		半年至 1 年	109	40.7
	24～35 岁	179	60.1		1～2 年	110	41.0
	36～45 岁	68	22.8		2～3 年	23	8.6
	46～60 岁	24	8.1		3 年及以上	8	3.0
	61 岁及以上	4	1.3	使用频率	4 次及以下	24	9.0
平均月可支配收入	2 000 元及以下	10	3.3		5～8 次	91	34.0
	2 001～3 000 元	25	8.4		9～12 次	65	24.2
	3 001～5 000 元	87	29.2		13～20 次	44	16.4
	5 001～8 000 元	105	35.2		21 次及以上	44	16.4
	8 001～10 000 元	47	15.8	是否购物	是	171	63.8
	10 001 元及以上	24	8.1		否	97	36.2
文化程度	初中及以下	2	0.7	购物方式	购买服务	87	50.9
	高中、中专、技校	18	6.05		自营商城	85	49.7
	专科	57	19.1		第三方卖家	116	67.8
	本科	203	68.1		社交购物	9	5.3
	研究生及以上	18	6.05				
购物总次数	1 次	17	10.0	购物总金额	500 元及以下	48	28.1
	2～3 次	87	56.7		501～1 000 元	60	35.1
	4～5 次	42	24.6		1 001～2 000 元	43	25.1
	6～10 次	17	10.0		2 001～5 000 元	19	11.1
	11 次及以上	8	4.7		5 001 元及以上	1	0.6

7.3 数据分析及研究结果

7.3.1 信度与效度分析

和前文研究一致，主要采用 SPSS 和 Smart PLS 进行信度和效度的分析。首先通过 SPSS 进行可靠性检测，验证问卷的整体信度，问卷整体信度 *Cronbach's* $\alpha=0.776>0.7$，说明问卷整体信度较高。通过 SPSS 检验 *KMO* 值为 0.940，说明样本数据适合进行因子分析。信度主要是指所收集数据的一致性、稳定性和可靠性，一般通过组合信度（*CR*）来衡量各个测量项，通过 *Cronbach's* α 来测量各个因子的信度，用平均抽取方差 *AVE* 来判断测量项的聚合效度。当 *CR* 和 *Cronbach's* α 的值均大约 0.7 时，可以认为测量模型具有较好的内部一致性。当 *AVE* 大于 0.5 时，可以认为测量项的聚合效度较好。

如表 7－2 所示，因子载荷、*CR* 值、*Cronbach'a* α 以及 *AVE* 值等均通过 Smart PLS 验证性因子分析，样本中所有因子的标准载荷、*Cronbach's* α 和 *CR* 值均在 0.7 以上，*AVE* 值均大于 0.5，均符合指标要求，因此认为本研究具有较好的信度、内部一致性、聚合效度。

表 7－2 测量模型的变量因子载荷以及信度、效度分析

潜变量	测度项	标准载荷	均值	标准差	*CR*	*AVE*	*Cronbach's* α
搜寻成本	SC1	0.816	2.43	0.773	0.888	0.725	0.813
	SC2	0.871	2.27	0.721			
	SC3	0.867	2.28	0.845			
谈判成本	NEC1	0.837	2.47	0.863	0.883	0.716	0.804
	NEC2	0.856	2.26	0.754			
	NEC3	0.845	2.31	0.791			
订单支付成本	PAC1	0.817	2.22	0.780	0.872	0.694	0.783
	PAC2	0.855	2.05	0.748			
	PAC3	0.827	2.04	0.741			

（续）

潜变量	测度项	标准载荷	均值	标准差	*CR*	*AVE*	*Cronbach's α*
监督成本	MOC1	0.750	2.26	0.709	0.858	0.670	0.751
	MOC2	0.899	2.15	0.769			
	MOC3	0.800	2.15	0.758			
实用价值	PUV1	0.855	3.69	0.768	0.884	0.718	0.803
	PUV2	0.880	3.85	0.792			
	PUV3	0.806	3.94	0.719			
享乐价值	PHV1	0.809	3.76	0.745	0.906	0.708	0.862
	PHV2	0.851	3.77	0.778			
	PHV3	0.827	3.88	0.762			
	PHV4	0.876	3.78	0.759			
APP 内购物意愿	PUI1	0.844	3.88	0.735	0.855	0.663	0.746
	PUI2	0.813	3.85	0.656			
	PUI3	0.786	3.56	0.830			

为检验量表的判别效度，笔者主要通过各变量 *AVE* 值的平方根与变量间相关系数进行比较，表 7－3 为 *AVE* 平方根和相关系数结果，表中对角线加粗数值为 *AVE* 值的平方根，其余为相关系数。从表 7－3 可以看出虽然各潜变量间的相关系数较大，但是 *AVE* 值的平方根均大于相关系数，表明判别效度较好。

表 7－3 判别效度分析

变量	*SC*	*NEC*	*PAC*	*MOC*	*PUV*	*PHV*	*PUI*
SC	**0.852**						
NEC	0.728	**0.846**					
PAC	0.743	0.750	**0.833**				
MOC	0.606	0.675	0.624	**0.818**			
PUV	−0.542	−0.529	−0.577	−0.487	**0.847**		
PHV	−0.498	−0.523	−0.505	−0.492	0.744	**0.841**	
PUI	−0.456	−0.419	−0.475	−0.467	0.689	0.684	**0.814**

7.3.2 假设检验

假设检验主要通过 Smart PLS 软件进行验证，通过 PLS Algorithm 进行路径分析，通过 BootStrapping 进行路径显著性检验，根据前人研究，笔者认为 $T>2$ 表明路径关系在 $P<0.001$ 的显著性水平下显著。

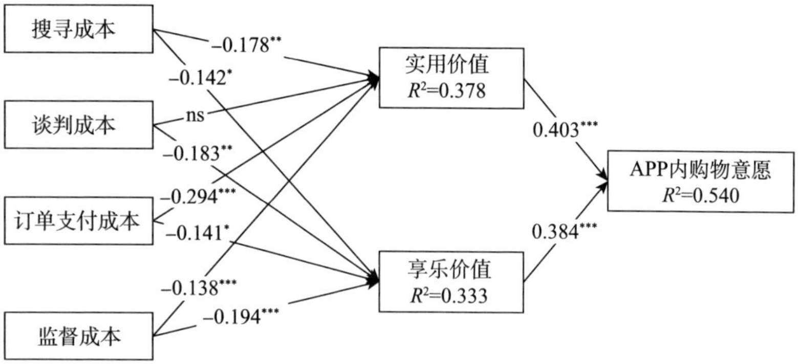

图 7－3 研究模型路径系数及显著性水平（整体样本）

注：***表示达到了 $P<0.001$ 的显著水平；**表示达到了 $P<0.005$ 的显著水平；*表示达到了 $P<0.01$ 的显著水平。

为了分析不同消费群体下，交易成本和消费者价值感知对消费者 APP 内购物意愿的影响，分别将数据进行分组路径分析和假设检验，路径分析结果和显著性水平如图 7－3、图 7－4 和图 7－5所示，其中图 7－3 为整体样本的假设检验分析结果，图 7－4为现实消费者即在 APP 内有过购物行为消费者数据的分析结果，而图 7－5 为潜在消费者的 APP 内购物研究模型的路径分析结果。由三个研究结果可以看出，交易成本对价值感知的解释度以及价值感知对消费者 APP 内购物意愿的解释度均大于 0.4，对消费者的购物意愿具有一定的解释度，因此认为研究模型是可以被接受的。

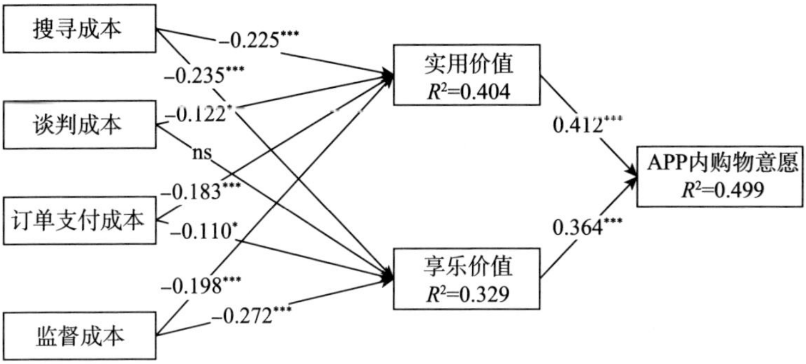

图 7-4　研究模型路径系数及显著性水平（现实消费者）

注：***表示达到了 $P<0.001$ 的显著水平；**表示达到了 $P<0.005$ 的显著水平；*表示达到了 $P<0.01$ 的显著水平。

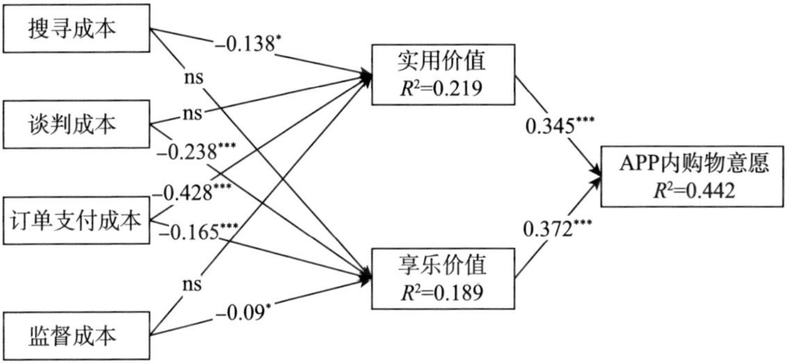

图 7-5　研究模型路径系数及显著性水平（潜在消费者）

注：***表示达到了 $P<0.001$ 的显著水平；**表示达到了 $P<0.005$ 的显著水平；*表示达到了 $P<0.01$ 的显著水平。

7.3.3　研究结果与讨论

基于电子商务链理论分析交易过程中存在的交易成本以及消费者价值感知，并假设搜寻成本、谈判成本、订单支付成本和监督成本负向影响消费者的实用价值和享乐价值，进而影响消费者 APP

内购物意愿。如表7-4所示，大部分的研究结果得到支持，只有整体模型中谈判成本对实用价值的影响作用未得到支持；在现实消费者中谈判成本对享乐价值的影响不显著，在潜在消费者中搜寻成本对享乐价值、谈判成本以及监督成本对实用价值的影响作用均不显著。

表7-4　假设检验结果汇总

假设	假设内容	整体模型	现实消费者模型	潜在消费者模型
H1	搜寻成本→实用价值	支持	支持	弱支持
H2	搜寻成本→享乐价值	弱支持	支持	**不支持**
H3	谈判成本→实用价值	**不支持**	弱支持	**不支持**
H4	谈判成本→享乐价值	支持	**不支持**	支持
H5	订单支付成本→实用价值	支持	支持	支持
H6	订单支付成本→享乐价值	弱支持	弱支持	支持
H7	监督成本→实用价值	支持	支持	**不支持**
H8	监督成本→享乐价值	支持	支持	弱支持
H9	实用价值→购物意愿	支持	支持	支持
H10	享乐价值→购物意愿	支持	支持	支持

(1) 搜寻成本的影响作用。搜寻成本能够显著负向影响消费者在交易过程中的实用价值和享乐价值感知，其中对于整体样本，搜寻成本对享乐价值的负向影响作用假设得到弱支持，而对于潜在消费者样本来说，搜寻成本对消费者的享乐价值感知影响作用不显著。消费者在移动健康管理中的产品或服务获取方式包括移动健康管理的产品信息推送、社交功能的产品分享、自营商城以及第三方商城的产品信息等，不同的信息获取方式不同。根据研究结果可以看出，对于潜在消费者来说，搜寻成本对实用价值和享乐价值的影响作用均不大，说明对于没有在移动健康管理APP上购买过产品的消费者，并不认为搜寻成本是影响其价值感知和购物意愿的主要因素，而对于现实消费者来说，搜寻成本能够显著负向影响消费者的价值感知，尤其对享乐价值的影响作用较大。由此可以看出，移

动健康管理给消费者的直观感知是具有较低的搜寻成本，但是实际上并没有发挥垂直类电商平台的优势，对于实际购买过产品或服务的消费者来说，产品或服务的搜寻成本对消费者的实用性价值感知和享乐价值感知的影响作用依旧较大，较低的搜寻成本是提高消费者价值感知的主要因素之一。

（2）谈判成本的影响作用。谈判成本主要发生在消费者获得商品信息，且购买产品之前，主要是寻找卖家客服、沟通产品购买及运输细节等发生的成本。根据表 7－4 和图 7－4 可以看出，对于现实消费者，谈判成本主要影响消费者的实用价值感知，而对于潜在消费者，谈判成本主要影响其享乐价值感知，且谈判成本对享乐价值的影响作用更为显著。因此可以认为消费者在购物之前一般认为谈判成本会影响消费者的购物的情感感知，而对于购物后的消费者，谈判成本能够影响现实消费者的实用价值感知，即高的谈判成本会让潜在消费者觉得购物不开心，会让实际购物的消费者感觉在该类 APP 中购物并没有那么便捷、迅速等。

（3）订单支付成本的影响作用。订单支付成本能够显著负向影响潜在消费者和现实消费者的实用价值以及享乐价值感知，且对实用价值感知的影响作用大于对享乐价值感知的影响作用。订单及支付依旧是电子商务平台的核心实用性功能，对于潜在消费者来说，面对陌生的购物平台，如何下订单，如何进行支付和结算将耗费消费者较多的时间、精力，会显著影响消费者的交易质量感知。而对于现实消费者来说，订单支付成本依旧是影响消费者价值感知的主要因素，说明移动健康管理中的订单支付成本仍然较高，是影响消费者价值感知以及购物行为的主要因素。可能原因在于移动健康管理并非专业性购物平台，在订单管理以及支付系统上并不像京东、天猫等那么便捷，因此要想做好移动健康管理中的购物功能，其相应的订单管理系统以及支付系统应当更加完善。

（4）监督成本的影响作用。监督成本主要发生于产品交易后阶段，包括监督卖家发货，确认所收到的产品等所耗费的时间及精力。根据假设检验结果，监督成本是影响消费者使用价值感知和享乐价值感知的主要因素，且对于潜在消费者的影响作用不大，即很多消费者会认为监督卖家发货以及确认收到的产品并不会耗费太多时间和精力，但是对于现实消费者来说，监督成本对实用价值和享乐价值的影响作用非常显著，尤其对享乐价值感知的影响作用较大。监督成本主要来源于卖家的不诚信，没有能按时、按质以及按量发货，并非必须存在成本，只有当卖家不诚信时，消费者的监督成本才会提高，现实消费者的监督成本对实用价值和享乐价值有显著负向影响作用，说明移动健康管理的实际购物过程中，卖家的不诚信仍然是影响消费者价值感知和购物意愿的主要因素。因此作为平台就应该严格控制和监督商家，遵守交易规则，提高交易诚信度，降低消费者的监督成本。

基于交易过程的交易成本均能够负向影响消费者的实用价值感知和享乐价值感知，其中对于现实消费者，搜索成本、谈判成本、订单支付成本以及监督成本均显著影响消费者价值感知，其中搜索成本、订单支付成本以及监督成本的影响作用均较大，说明移动健康管理中的购物功能尚未完善，并没有发挥移动健康管理的垂直性、专业性、移动性的平台优势。而对于潜在消费者来说，谈判成本、订单支付成本均会影响消费者价值感知，而且订单支付成本的影响作用较大，主要原因可能是面对新的购物平台，消费者不知道如何进行下单购买和支付，感知到的成本较高。因此移动健康管理不仅要完善其购物功能，还要明确其交易流程，使交易过程简单化。

（5）价值感知的影响作用。根据假设检验结果，价值感知对消费者购物意愿的研究假设均得到支持。实用价值和享乐价值均能够显著影响消费者的 APP 内购物意愿，价值感知对消费者购物行为的影响作用再次得到证实。其中对于现实消费者来说，消费者更注重在交易过程中获得的实用性收益，实用价值对消费者购物意愿的影响作用大于享乐价值对购物意愿的影响作用，两者共同解释了 APP 内购物意愿的 49.9%，具有较强的解释力。而对于潜在消费者，享乐价值对购物意愿的影响作用大于实用价值对购物意愿的影响作用，说明潜在消费者更加注重在交易过程中获得的情感收益，且两共同解释了APP内购物意愿的44.2%，同样具有较强的解释力。因此移动健康管理可以通过增强购物功能的娱乐性收益提高潜在消费者的享乐价值感知，通过完善交易功能、降低交易成本，提高现实消费者的实用价值感知，进而增加消费者的APP内购物意愿。

7.4　本章小结

本章基于电子商务链理论从电子商务交易成本视角分析哪些因素影响消费者移动健康管理APP内的购物意愿，并且以顾客价值感知作为理论基础分析和构建移动健康管理APP内消费者购物意愿研究模型，认为交易成本主要包括搜寻成本、谈判成本、订单支付成本以及监督成本，交易成本能够负向影响消费者交易过程中的实用价值感知和享乐价值感知。通过问卷调查和数据收集，对研究假设进行验证。研究结果表明大部分交易成本能够显著负向影响消费者的价值感知，并进而影响消费者的购物意愿。

对于潜在消费者和现实消费者，交易成本和价值感知的影响作用不同。对于潜在消费者而言，谈判成本和订单支付成本是影响消费者实用价值感知和享乐价值感知的主要因素，订单支付成本对实用价值感知的影响作用最大，且实用价值感知和享乐价值感知都能够显著影响消费者在APP内购物的意愿，且享乐价值的影响作用较大。对于现实消费者来说，搜寻成本、谈判成本、订单支付成本和监督成本均显著负向影响消费者的实用价值和享乐价值感知，其中搜寻成本和监督成本的影响作用最大。现实消费者的实用价值感知和享乐价值感知均能显著影响消费者的购物意愿，和潜在消费者的感知不同，对于现实消费者来说实用价值的影响作用稍大于享乐价值的影响作用。研究结果说明交易成本能够显著负向影响消费者的价值感知，而消费者的价值感知仍然是影响消费者购物意愿的主要因素。

8　研究结论及移动健康管理发展建议

8.1　研究结论

本书以经济学理论、管理学理论、社会学理论以及电子商务相关理论为基础，研究和分析移动健康管理的概念、分类、特点，并从移动健康管理的功能和服务角度分析消费者移动健康管理应的行为过程，并提出三个研究点。第一个是基于使用与满足理论研究消费者使用移动健康管理的影响因素；第二个是基于社会支持理论和黏性理论研究移动健康管理给予消费者的社会支持如何影响消费者对移动健康管理的工具黏性和社交黏性，以及消费者的工具黏性和社交黏性如何影响消费者的使用和购买意愿；第三个是基于电子商务链理论分析框架，并结合顾客价值感知理论从交易成本的角度研究了在电子商务交易过程中哪些交易成本会影响消费者的价值感知，而价值感知又是如何影响消费者在移动健康管理 APP 内对产品或服务的购买意愿。根据对移动健康以及移动健康管理的分析和三个移动健康管理的消费者行为的实证研究，本书得出以下研究结论。

（1）拟定了移动健康管理的概念，分析了移动健康管理的特征及消费者行为。基于移动健康以及健康管理的概念和相关研究，拟定了移动健康管理主要是指自身通过移动工具对自身健康信息进行检测、记录、分析、评估，并根据评估结果为消费者制定健康计划、提供健康信息、健康咨询以及健康指导等服务，帮助消费者改善自身健康状况、提高健康水平、培养健康生活方式、预防和减少疾病发生的一种健康管理方式。移动健康管理属于移动健康的一种，旨在通过自我健康实现消费者的健康管理。本书根据通过分析移动健康管理，得出移动健康管理主要为消费者提供健康管理功能、社交功能以及购物功能，主要涵盖运动健康、减肥瘦身、经期管理和孕婴管理等应用，具有便利性、低成本、个性化、专业性以及娱乐性等特点，通过“工具＋社交＋电商”的基本功能模式实现移动健康管理的商业模式：工具功能吸引消费者使用移动健康管理起到引流的作用；而“工具＋社交”提高移动健康管理消费者的黏性，起到消费者留存的作用；并通过电商功能实现健康类产品或服务的销售，起到了流量变现的作用，三者共同实现了移动健康管理的商业模式。

（2）证实移动健康管理对消费者的需求满足能够显著影响消费者的使用意愿。根据移动健康管理的功能模块，从消费者需求满足的角度分析哪些因素影响消费者的使用行为，基于使用与满足理论研究框架，将移动健康对消费者的需求满足分为三大类：实用需求、享乐需求和社交需求。证实了实用需求及满足、享乐需求及满足、社交需求及满足显著影响消费者的使用意愿，其中健康信息需求、感知幻想需求以及社交形象需求及其满足在消费者需求中占据重要位置。而通过对不同消费者群体的分析发现，不同的消费者群体对不同的功能服务以及不同类型的应用需求不同，其对消费者需求的满足程度不同，对该类应用的消费者使用意愿的影响作用也不同。

（3）证实移动健康管理给予消费者的社会支持影响消费者黏性，消费者黏性影响消费者使用和购物意愿。基于社会支持理论和消费者黏性理论，将移动健康管理对消费者的社会支持分为评估支持、实物支持、信息支持、网络支持、情感支持以及尊重支持，并认为在不同的应用功能下，社会支持的影响作用不同。根据移动健康的不同功能，将消费者黏性分为工具黏性和社交黏性，通过实证分析证实了社会支持能够显著影响消费者的黏性，其中评估支持、信息支持和网络支持显著影响消费者的工具黏性，而网络支持、情感支持和尊重支持显著影响消费者的社交黏性。工具黏性和社交黏性均能够影响消费者行为，其中工具黏性对消费者持续使用意愿的影响作用较大，而社交黏性对消费者购物意愿的影响作用较大。

（4）证实了移动健康管理APP内的消费者交易成本负向影响消费者价值感知，进而影响消费者购物意愿。依据电子商务链交易链节点，将电子商务交易过程中的交易成本分为搜寻成本、谈判成本、订单支付成本以及监督成本。根据顾客价值感知理论将消费者交易过程中的价值感知分为实用价值感知和享乐价值感知，研究结果表明电子商务交易过程中的交易成本能够显著负向影响消费者的价值感知，且对潜在消费者和现实消费者的影响作用各不同。谈判成本和订单支付成本主要影响潜在消费者的价值感知，实用价值和享乐价值均会影响消费者购物意愿，其中享乐价值对潜在消费者的购物意愿影响相对较大。搜寻成本、谈判成本、订单支付成本以及监督成本均能影响现实消费者的价值感知，且现实消费者的实用价值和享乐价值感知均显著影响消费者APP内购物意愿，其中相对于享乐价值，实用价值对消费者在APP内购物意愿的影响作用较大。

8.2 移动健康管理商业模式创新发展建议

本书通过理论分析研究移动健康管理的功能特点以及发展状况，通过实证分析研究消费者对移动健康管理的行为意愿，研究结果表明了移动健康管理发展中仍然存在问题，移动健康管理的商业模式有待进一步创新，功能可以进一步完善。因此根据研究结果，主要提出以下两个方面的对策建议。

8.2.1 对移动健康市场发展的建议

（1）完善政策法规，加强市场管理。移动健康发展迅速，“互联网+健康”是未来健康产业发展的一大趋势，国务院、食品药品监督管理局等应该针对电子健康、移动健康以及移动健康管理的发展制定了相关的政策法规。可以参照《互联网药品信息服务管理办法》以及《互联网药品交易服务审批暂行规定》等规章制度，设立移动健康相关产业发展的准入标准，严格控制移动健康服务提供企业的数量和资质，并且分别针对移动健康信息服务、移动健康医疗服务和移动健康管理服务设置不同的规章制度，明确各自的服务范围以及服务内容。同时依据相关政策法规加强对移动健康市场的管理和控制，保证移动健康市场以及服务的真实性和规范性。

(2) 加强市场监管，健全消费者保护措施。严格加强移动健康相关服务的市场监管力度，在移动健康市场有条不紊地发展的同时，健全消费者保护措施，保障消费者的权益。严格控制移动健康信息服务的信息源，保障移动健康相关应用提供的健康知识、服务以及医疗信息的准确性、全面性和安全可靠性，防止不同类型和不同水准的移动健康相关应用误导消费者。设立移动医疗服务参与机构的资质认证，保证移动医疗服务服务商的相应资质以及服务内容，提高移动医疗服务的水平，帮助消费者真正解决疾病问题。设置移动健康管理服务商的监督和管理制度，保障消费者健康管理信息的隐私安全，保障健康管理服务提供者以及健康产品销售者的信息安全可靠。同时保证移动健康管理提供者所提供服务的合法性、可靠性和安全性，保证消费者购买到的产品货真价实等。

(3) 明确市场定位，保障市场有序发展。根据对移动健康以及移动健康管理相关概念以及发展现状的分析，移动健康以及移动健康管理的概念和应用尚不明晰，因此从实践上来说，应该明确移动健康以及移动健康管理概念、内涵和外延，分类及特征，以及其在市场中的定位。明确移动健康信息、移动医疗以及移动健康管理等的服务范畴以及服务内容，明确移动健康相关应用的具体归属。并且可以根据移动健康管理的不同功能进一步细分，明晰各自的市场定位以及商业模式，为企业进行商业模式创新提供便利，为消费者选择和使用提供精确的指导和帮助，保障移动健康市场的有序发展。

8.2.2 对移动健康管理的建议

(1) 细分客户群体，提供精准化服务。商业模式对于企业发展至关重要，消费者是移动健康管理商业模式的核心，移动健康管理应该针对不同的客户群体提供不同的服务，满足不同消费者的不同价值需求。根据第四章、第六章研究结果可以看出，不同的消费者对移动健康管理的使用情况不同，对移动健康管理 APP 内的购物接受程度也不同，因此移动健康管理可以根据不同消费者群体特征对消费者进行划分，比如以消费者需求划分，可以将消费者划分为慢性病群体、非慢性病却注重个人健康的用户群体、新婚及孕期的年轻人等。完善移动健康管理的管理功能、社交功能和购物功能，分析不同客户群体的需求以及其差异性，并根据不同群体的需求，为消费者提供精准化的健康管理服务。

（2）增强合作关系，提高服务能力。移动健康管理可以通过与提供不同服务的机构或个人建立合作关系丰富自身资源、提高服务能力。如与健康、健身、减肥营养组织或个人合作，主要为用户提供精准化健康知识、提供个性化健康方案以及线上线下的健康指导，包括健康视频的制作、健康方案的制定以及运动健身的在线直播等。可以与移动健康设备包括可穿戴设备、移动终端设备等，开展移动应用的销售和绑定业务。可以与购物平台包括自建平台和第三方平台合作，为用户提供健康产品的信息以及健康产品的交易等。与广告商合作，在移动健康管理中投放广告，提高移动健康管理的广告收入。与金融机构合作，为用户提供在线增值服务以及垂直类健康产品的交易服务，实现移动健康管理中的资金流转和结算。

（3）创新盈利模式，提高收益。盈利模式被认为是企业商业模式的核心内容，甚至部分学者直接将商业模式定义为一种如何盈利的模式。现阶段移动健康管理的盈利方式主要包括广告收入、销售收入和增值服务收入三种方式。三种盈利方式在不同类型的移动健康管理中不尽相同，大部分移动应用只依靠广告盈利，并未自建商城，提供的所有服务均是免费的；而部分应用通过广告和销售收入来盈利，如美柚，自建柚子街垂直类女性用品购物商城，进而提高盈利；而部分应用则通过三种方式来盈利，如轻+，包含了广告、悦瘦营以及购物商城三种盈利方式。因此移动健康管理的盈利模式可以根据不同的消费群体，选择让消费者更容易接受的模式，通过完善功能降低消费者的成本感知，提高消费者的价值感知，促使交易的发生，进而提高企业的整体收益。

8.3　未来研究展望

现阶段移动健康管理尚处于发展的初级阶段，企业发展和消费者使用过程中会逐渐出现很多问题，本书依据移动健康的功能模块设计以及消费者使用、购物行为研究影响消费者使用和购买意愿的影响因素，虽然利用使用与满足理论、社会支持理论、消费者黏性理论以及电子商务链理论、交易成本理论及顾客价值感知理论证实了需求满足能够影响消费者行为；社会支持能够影响消费者黏性，进而产生持续使用行为和购物意愿；交易成本负向影响消费者的价值感知并影响消费者的购物意愿，但研究仍然存在局限性，未来有待进一步探索。

（1）进一步研究移动健康信息服务以及移动医疗等的消费者行为。移动健康管理属于移动健康的一种，移动健康除了包含移动健康管理外，还包含移动医疗、移动健康信息管理以及移动电子病历等，本书主要以移动健康管理作为研究对象，其主体主要是消费者个人，而对于移动医疗、移动电子病历等不仅仅涉及消费者个人，还涉及医疗结构、医生等主体，其商业模式以及功能更为复杂，因此未来研究中可以拓展研究范围，分析移动医疗的商业模式以及消费者在移动医疗等平台中的使用和消费行为，丰富移动健康领域的理论研究。

（2）对工具黏性和社交黏性影响消费者的使用行为和购物行为进行更加深入研究。研究结果表明消费者黏性能够让消费者产生两种行为，即消费者的持续使用行为和消费者的购物行为，持续使用行为能够帮助企业实现客户留存，而购物行为能够实现企业流量的变现。从研究结果中可以看出，相对于社交黏性，工具黏性对消费者持续使用意愿的影响作用较大，而相对于工具黏性，社交黏性对消费者的购物意愿的影响作用较强，虽然简要分析了为什么两种黏性对消费者行为的影响作用不同，但是尚需要对这种不同黏性的影响作用以及其形成原因、机理做进一步分析，并通过实证证实工具黏性和社交黏性的不同影响作用。

（3）可基于电子商务链整个过程分析交易成本、交易收益以及价值感知，并研究其对消费者购物意愿的影响。以电子商务链作为交易成本的分析框架，根据电子商务链的节点将交易过程中的成本分为搜寻成本、谈判成本、订单支付成本以及监督成本，忽略了电子商务链中前商务和后商务阶段产生的成本对消费者价值感知的影响作用。而在整个电子商务交易过程中，由于信息的不对称、不确定性以及不安全性等可能存在风险成本，因此在未来的研究中不仅仅要考虑狭义商务链过程中产生的交易成本，也要考虑整个交易环节中如身份确认成本、售后服务成本、风险成本等对消费者价值感知以及消费者购物行为的影响作用。同时在电子商务交易的整个过程中，还包括产品或服务的质量价值、价格价值以及金钱价值等影响因素。而就移动健康管理来说，其消费者购物除了自建商城或第三方购物平台外，社交商务也是移动健康管理的商务活动之一，消费者在采取社交商务模式进行购物时也能获得社交价值感知，因此未来的研究中可以进一步扩展研究范围，细化研究对象的特点，进一步探索交易价值对消费者质量价值、价格价值以及社交价值等感知的影响研究。

参　考　文　献

巴晶，胡丽娜，2012. 虚拟社区黏性对网民参与行为的影响：实证研究[J]. 现代管理科学（5）：109-111.

陈爱辉，鲁耀斌，2014. SNS消费者活跃行为研究：集成承诺、社会支持、沉没成本和社会影响理论的观点[J]. 南开管理评论，17（3）：30-39.

陈建梅，鲁秋石，2016. 基于社会支持理论的社会组织救助失独家庭问题研究[J]. 哈尔滨商业大学学报（社会科学版）（1）：37-43.

陈君石，李明，2005. 移动健康管理在健康保险中的应用现状与发展趋势[J]. 中华全科医师杂志，4（1）：30-32.

陈君石、黄建始，2007. 健康管理师[M]. 北京：中国协和医科大学出版社.

陈梅，田书格，汪明艳，2015. 社交类手机APP消费者使用行为分析[J]. 现代情报，35（9）：171-177.

邓朝华，鲁耀斌，等，2007. 基于TAM和网络外部性的移动服务使用行为研究[J]. 管理学报（2）：216-221.

邓朝华，2016. 移动健康服务消费者行为研究[M]. 北京：科学出版社.

丁慧平，侯文华，2016. 基丁电子商务链的第三方外包服务平台创新研究——以中国外包网为例[J]. 现代管理科学（1）：18-20.

符晓阳，桑亚雄，2014. 社交网站消费者黏性影响因素分析[J]. 现代情报，34（10）：174-176.

关守义，2009. 克龙巴赫α系数研究述评[J]. 心理科学（3）：685-687.

郭熙铜，张晓飞，刘笑笑，等，2017. 数据驱动的电子健康服务管理研究：挑战与展望[J]. 管理科学，30（1）：3-14.

郭羽，2016. 基于使用与满足理论的微信使用行为与效果研究[J]. 新闻界（8）：54-57.

韩晓丹，金新政，2015. 移动健康管理服务平台研究[J]. 中国卫生信息管理杂志（5）：459-462.

贺和平，周志民，2013. 基于消费者体验的在线购物价值研究[J]. 商业经济与管理，1（3）：63-72.
胡勇，2016. 大学生微信持续使用意向的影响因素分析[J]. 现代远程教育研究（3）：84-92.
贾薇，张明立，王宝，2011. 服务业中顾客参与对顾客价值创造影响的实证研究[J]. 管理评论，23（5）：61-69.
李嘉，任嘉莉，刘璇，等，2016. 微信公众平台的消费者持续使用意愿研究[J]. 情报科学，34（10）：26-33.
李岚冰，吕新艳，2016. 大学生群体微信使用意向分析与实证研究[J]. 情报科学，34（5）：100-104.
李琪，梁妮，2015. 基于电子商务链的网上交易信用服务体系研究[J]. 财经问题研究（12）：82-87.
李琪，殷猛，王璇，2016. 网上信用服务对消费者信任感知的影响研究[J]. 软科学，30（8）：107-112.
李琪，于珊珊，2010. 交易成本视角下 B2C 电子商务网络购物的感知风险研究[J]. 统计与信息论坛，25（11）：101-106.
李琪，赵鲲鹏，张维群，等，2014. 基于电子商务链视角的第三方平台交易欺诈的运行机理分析[J]. 管理现代化（2）：96-98.
李琪，2004. 电子商务概论[M]. 北京：高等教育出版社.
刘红云，2008. α 系数与测验的同质性[J]. 心理科学，31（1）：185-188.
刘行军，甘春梅，王伟军，2016. 基于 U&G 理论的微博信息传播影响因素实证分析[J]. 情报科学，34（3）：139-144.
刘艳飞，王振，2016. 美国健康管理服务业发展模式及启示[J]. 亚太经济（3）：75-81.
卢馨，鲁成方，2012. 电子商务交易成本与购买决策——基于台湾地区 C2C 电子商务的调查研究[J]. 经济管理（10）：148-156.
闵庆飞，李红云，2016. 微信持续使用意向影响因素的实证研究[J]. 情报科学，34（9）：61-67.
莫秀婷，邓朝华，2014. 基于社交网站采纳健康信息行为特点及其影响因素的实证研究[J]. 现代情报，34（12）：29-37.
宁昌会，胡常春，2015. 基于期望确认理论的移动 APP 持续使用意愿实证研究[J]. 商业研究，61（12）：136-142.
丘海雄，陈健民，任焰，1998. 社会支持结构的转变：从一元到多元[J]. 社会学研究（4）：33-39.

任聪，邓朝华，2014. 移动健康服务消费者接受模型及其实证研究[J]. 中国卫生统计，31（6）：1015-1018.

汪寿阳，敖敬宁，乔晗，等，2015. 基于知识管理的商业模式冰山理论[J]. 管理评论（6）：3-10.

王崇，王延青，2016. 基于交易成本的风险规避型消费者购物渠道决策行为研究[J]. 管理评论，28（9）：172-181.

王崇，吴价宝，王延青，2016. 移动电子商务下交易成本影响消费者感知价值的实证研究[J]. 中国管理科学，24（8）：98-106.

王晰巍，李嘉兴，郭宇，等，2015. 移动网络团购 APP 信息采纳行为影响因素研究——基于信息生态视角的分析[J]. 图书情报工作（7）：31-38.

王璇，殷猛，2015. 基于商务链的医药电子商务 O2O 模式发展问题研究[J]. 广东药学院学报，31（5）：646-651.

王永贵，马双，2013. 虚拟品牌社区顾客互动的驱动因素及对顾客满意影响的实证研究[J]. 管理学报，10（9）：1375-1383.

魏明侠，张爽，2016. 网站交互记忆对社交商务意向影响的实证研究[J]. 商业研究（7）：151-156.

吴菊华，程小燕，李太儒，2016. 基于社会支持的内容创建与价值共创体验研究[J]. 软科学，30（10）：141-144.

熊巍，王舒盼，潘琼，2015. 微信移动社交消费者心流体验对消费者黏性的影响研究[J]. 新闻界，（7）：13-18.

徐倩，赵文龙，2015. 基于移动医疗 App 的消费者健康信息需求分析[J]. 现代情报，35（11）：79-82.

徐万里，2008. 结构方程模式在信度检验中的应用[J]. 统计与信息论坛，23（7）：9-13.

薛君，赵青，卫林英，2012. 网络购物黏性行为前置因素研究[J]. 财贸研究，23（4）：126-132.

薛君，2005. 交易成本视角下的网络消费者行为研究[J]. 商业时代（29）：64-65.

殷猛，李琪，2016. 基于保护动机理论的健康 APP 消费者使用研究[J]. 现代情报，36（7）：63-70.

殷猛，李琪，2017. 整合 ECT 和 IS 成功理论的移动 APP 持续使用意愿研究——以健康 APP 为例[J]. 大连理工大学学报（社会科学版），38（1）：81-87.

喻文菡，邓朝华，邱心镜，2013. 基于感知价值和信任的移动健康服务消费者采纳行为研究[J]. 医学与社会，26（11）：70-74.

臧维，方之翰，2015. 基于效益评价的软件上市公司商业模式研究[J]. 科技进步与对策，32（9）：76-79.

张维群，李琪，郝建华，2014. 基于电子商务链网上交易欺诈特征的测度设计与应用[J]. 云南社会科学（4）：71-75.

张鑫，陈倩，王芳，2017. 面向农民工的公共图书馆信息服务调查与分析——基于社会支持理论[J]. 图书与情报（2）：76-83.

张越，李琪，2012. 以电子商务链为核心的农业电子商务发展模式浅析[J]. 晋中学院学报，10：39-43.

赵玲，2011. 虚拟社区成员参与行为的实证研究[D]. 武汉：华中科技大学.

赵延昇，高佳，2015. 移动社交支付 APP 消费者持续使用意愿研究——主观参照的调节作用[J]. 大连理工大学学报（社会科学版）（4）：47-52.

赵杨，高婷，2015. 移动图书馆 APP 消费者持续使用影响因素实证研究[J]. 情报科学，33（6）：95-100.

赵英，范娇颖，2016. 大学生持续使用社交媒体的影响因素对比研究——以微信、微博和人人网为例[J]. 情报杂志，35（1）：188-195.

赵玉攀，杨兰蓉，2015. 公众采纳政务 APP 影响因素及实证研究[J]. 情报杂志（7）：195-201.

周菲，杨红，2016. 大学联盟视域下的大学生健康管理研究[J]. 辽宁大学学报（哲学社会科学版），44（1）：48-55.

朱多刚，郭俊华，2016. 基于 TAM 模型的移动政务消费者满意度研究[J]. 情报科学，34（7）：141-146.

Addis M，Holbrook M B，2001. On the conceptual link between mass customisation and experiential consumption：an explosion of subjectivity [J]. Journal of Consumer Behaviour，1（1）：50-66.

Afuah A，2005. Business models：A strategic management approach [J]. Journal operational research society，56（11）：1343.

Ahadzade A S，Sharif S P，Ong F S，et al，2015. Integrating health belief model and technology acceptance model：an investigation of health-related internet use [J]. Journal of medical Internet research，17（2）：e45.

AJZEN I，FISHBEIN M，1980. Understanding Attitudes and Predicting Social Behaviour [M]. Englewood Cliffs，NJ：Prentice-Hall.

Akter S, D'Ambra J, Ray P, 2010. Service quality of mHealth platforms: development and validation of a hierarchical model using PLS [J]. Electronic Markets, 20 (3-4): 209-227.

Akter S, D′Ambra J, Ray P, et al, 2013. Modelling the impact of mHealth service quality on satisfaction, continuance and quality of life [J]. Behaviour & Information Technology, 32 (12): 1225-1241.

Amit R, Zott C, 2001. Value creation in e-business [J]. Strategic Management Journal, 22 (6-7): 493-520.

Ang C S, Talib M A, Tan K A, et al, 2015. Understanding computer-mediated communication attributes and life satisfaction from the perspectives of uses and gratifications and self-determination [J]. Computers in Human Behavior, 49: 20-29.

Arora N K, Finney Rutten L J, Gustafson D H, et al, 2007. Perceived helpfulness and impact of social support provided by family, friends, and health care providers to women newly diagnosed with breast cancer. [J]. Psycho-Oncology, 16 (5): 474-486.

Babin B J, Darden W R, Griffin M, 1994. Work and/or fun: Measuring hedonic and utilitarian shopping value [J]. Journal of Consumer Research, 20 (4): 644-656.

Babrow A. S, 1987. Student motives for watching soap operas. Journal of Broadcasting & Electronic Media, 31 (3): 309-321.

Bao Z, 2016. Exploring continuance intention of social networking sites An empirical study integrating social support and network externalities [J]. Aslib Journal of Information Management, 68 (6): 736-755.

Baum Andrew, 1984. Handbook of psychology and health [M]. New Jersey-London: Lawrence Erlbaum Associates Publishers.

Bhattacherjee A, 2001. Understanding Information Systems Continuance: An Expectation-Confirmation Model [J]. MIS Quarterly, 25 (3): 351-370.

Blumler Jay G, Ed Katz, Elihu Ed, 1976. The Uses of Mass Communications: Current Perspectives on Gratifications Research [J]. American Journal of Sociology, 81 (3): 318-330.

Buonanno G, Faverio P, Pigni F, et al, 2005. Factors affecting ERP system adoption: A comparative analysis between SMEs and large companies [J].

Journal of Enterprise Information Management，18 (4)：384-426.

Chang C C，2013. Examining users' intention to continue using social network games：A flow experience perspective [J]. Telematics and Informatics，30 (4)：311-321.

Chapman L S，Pelletier K R，2004. Population health management as a strategy for creation of optimal healing environments in worksite and corporate settings. [J]. Journal of Alternative & Complementary Medicine，10 (1)：127-140.

Chapman L S，1999. Population health management and the role of the case manager. [J]. Case Manager，10 (6)：60-64.

Chatterjee S，Chakraborty S，Sarker S，et al，2009. Examining the success factors for mobile work in healthcare：a deductive study [J]. Decision Support Systems，46 (3)：620-633.

Chen C D，Huang C K，Chen M J，et al，2015. User's Adoption of Mobile O2O Applications：Perspectives of the Uses and Gratifications Paradigm and Service Dominant Logic [J]. Ginekologia Polska，78 (10)：821-835.

Chen Z，Dubinsky A J，2003. A conceptual model of perceived customer value in e-commerce：A preliminary investigation [J]. Psychology & Marketing，20 (4)：323-347.

Cheung C M K，Lee M K O，2009. Understanding the sustainability of a virtual community：model development and empirical test [J]. Journal of Information Science，35 (3)：279-298.

Chiang H S，Hsiao K L，2015. YouTube stickiness：the needs，personal，and environmental perspective [J]. Internet Research，25 (1)：85-106.

Chiang J H，Yang P C，Tu H，2014. Pattern analysis in daily physical activity data for personal health management [J]. Pervasive and Mobile Computing，13：13-15.

Cho J，Park D，Lee H E，2014. Cognitive factors of using health apps：systematic analysis of relationships among health consciousness，health information orientation，eHealth literacy，and health app use efficacy [J]. Journal of medical Internet research，16 (5)：e125.

Chou C，Tsai M J，2007. Gender differences in Taiwan high school students' computer game playing [J]. Computers in Human Behavior，23 (1)：812-824.

Coase R H，1937. The Nature of the Firm [J]. Economica，4 (16)：386-405.

Cobb S，1976. Social support as a moderator of life stress. [J]. Psychosomatic Medicine，38 (5)：300-314.

Cocosila M，Archer N，2010. Adoption of mobile ICT for health promotion：an empirical investigation [J]. Electronic Markets，20 (3-4)：241-250.

Cohen S，Hoberman H M，1983. Positive Events and Social Supports as Buffers of Life Change Stress [J]. Journal of Applied Social Psychology，13 (2)：99-125.

Cohen S，Wills T A，1985. Stress，social support，and the buffering hypothesis. [J]. Psychological Bulletin，98 (2)：310-57.

Coleman J S，1988. Social capital in the creation of human capital [J]. American journal of sociology，94：S95-S120.

Coombes P H，Nicholson J D，2013. Business models and their relationship with marketing：A systematic literature review [J]. Industrial Marketing Management，42 (5)：656-664.

Davis M A，Anthony D L，Pauls S D，2015. Seeking and receiving social support on Facebook for surgery [J]. Social Science & Medicine，131：40-47.

Davis F D，1989. Perceived usefulness，perceived ease of use，and user acceptance of information technology [J]. MIS Quarterly，13：319-340.

Delone W H，Mclean E R，1992. Information systems Success：The quest for the dependent variable [J]. Information Systems Research，3 (3)：60-95.

Delone W H，Mclean E R，2003. The Delone and Mclean model of information systems success：a ten-year review [J]. Journal of Management Information Systems，19 (4)：9-30.

Deng Z，Liu S，Hinz O，2015. The health information seeking and usage behavior intention of Chinese consumers through mobile phones [J]. Information Technology & People，28 (2)：405-423.

Deng Z，Liu S，2017. Understanding consumer health information-seeking behavior from the perspective of the risk perception attitude framework and social support in mobile social media websites [J]. International Journal of Medical Informatics，105：98-109.

Deng Z，Mo X，Liu S，2014. Comparison of the middle-aged and older users'adoption of mobile health services in China [J]. International journal of medical informatics, 83 (3): 210-224.

Dennison L, Morrison L, Conway G, et al, 2013. Opportunities and challenges for smartphone applications in supporting health behavior change: qualitative study [J]. Journal of medical Internet research, 15 (4): e86.

Dimmick J, Kline S, Stafford L, 2000. The gratification niches of personal email and the telephone competition, displacement, and complementarity [J]. Communication Research, 27 (2): 227-248.

Elliott W R, Rosenberg W L, 1987. The 1985 Philadelphia newspaper strike: A uses and gratifications study [J]. Journalism Quarterly, 64 (4): 679-687.

Everdingen Y V, Hillegersberg J V, Waarts E, 2000. ERP adoption by European midsize companies [J]. Communications of the Acm, 43 (4): 27-31.

Fishbein M, Ajzen I, 1977. Belief, Attitude, Intention and Behaviour: an introduction to theory and research [J]. Philosophy & Rhetoric, 41 (4): 842-844.

Free C, Phillips G, Felix L, et al, 2010. The effectiveness of M-health technologies for improving health and health services: a systematic review protocol [J]. Bmc Research Notes, 3 (1): 1-7.

Gallego M D, Bueno S, Noyes J, 2016. Second Life adoption in education: A motivational model based on Uses and Gratifications theory [J]. Computers & Education, 100: 81-93.

Gao Q, Feng C, 2016. Branding with social media: User gratifications, usage patterns, and brand message content strategies [J]. Computers in Human Behavior, 63: 868-890.

Garg R, Telang R, 2013. Inferring app demand from publicly available data [J]. Mis Quarterly, 37 (4): 1253-1264.

Gensler S, Verhoef P C, Böhm M, 2012. Understanding consumers' multichannel choices across the different stages of the buying process [J]. Marketing Letters, 23 (4): 987-1003.

Guo L, Zhang M, Wang Y, 2016. Effects of customers' psychological characteristics on their engagement behavior in company social networks [J]. Social Behavior & Personality An International Journal, 44 (10): 1661-1670.

Guo X, Sun Y, Wang N, et al, 2013. The dark side of elderly acceptance of preventive mobile health services in China [J]. Electronic Markets, 23 (1):

49-61.

Ha I，Yoon Y，Choi M，2007. Determinants of adoption of mobile games under mobile broadband wireless access environment [J]. Information & Management，44 (3)：276-286.

Ha Y W，Kim J，Libaque-Saenz C F，et al，2015. Use and gratifications of mobile SNSs：Facebook and KakaoTalk in Korea [J]. Telematics and Informatics，32 (3)：425-438.

Hajli M N，2014. The role of social support on relationship quality and social commerce [J]. Technological Forecasting & Social Change，87 (1)：17-27.

Hamine S，Gerth-Guyette E，Faulx D，et al，2015. Impact of mHealth chronic disease management on treatment adherence and patient outcomes：a systematic review [J]. Journal of medical Internet research，17 (2)：e52.

Hardeep Chahal，Neetu Kumari，2011. Consumer Perceived Value and Consumer Loyalty in the Healthcare Sector [J]. Journal of Relationship Marketing，10 (2)：88-112.

Hoehle H，Venkatesh V，2015. Mobile Application Usability：Conceptualization and Instrument Development [J]. Mis Quarterly，39 (2)：435-472.

Holbrook M B，1999. Consumer Value：A Framework For Analysis and Research [M]. New York：Routledge.

Holbrook M B，2006. Consumption experience，customer value，and subjective personal introspection：An illustrative photographic essay [J]. Journal of Business Research，59 (6)：714-725.

Hong S J，Thong J Y L，Tam K Y，2006. Understanding continued information technology usage behavior：A comparison of three models in the context of mobile internet [J]. Decision Support Systems，42 (3)：1819-1834.

Hsiao K L，Chen C C，2016. What drives in-app purchase intention for mobile games? An examination of perceived values and loyalty [J]. Electronic Commerce Research & Applications，16：18-29.

Hsiao Y H，Chen L F，Chang C C，et al，2016. Configurational path to customer satisfaction and stickiness for a restaurant chain using fuzzy set qualitative comparative analysis [J]. Journal of Business Research，69 (8)：2939-2949.

Hsu C L，Liao Y C，2014. Exploring the linkages between perceived information accessibility and microblog stickiness：The moderating role of a sense of community [J]. Information & Management, 51 (7): 833-844.

Hsu C L, Lin C C, 2016. Effect of perceived value and social influences on mobile app stickiness and in-app purchase intention [J]. Technological Forecasting & Social Change, 108: 42-53.

Hsu C L, Lin C C, 2015. What drives purchase intention for paid mobile apps? -An expectation confirmation model with perceived value [J]. Electronic Commerce Research & Applications, 14 (1): 46-57.

Hunter D J, Brown J, 2007. A review of health management research. [J]. European Journal of Public Health, 17 (suppl _ 1): 33-37.

Hwang Y, 2005. Investigating enterprise systems adoption: uncertainty avoidance, intrinsic motivation, and the technology acceptance model [J]. European journal of information systems, 14 (2): 150-161.

Ifinedo P, 2016. Applying uses and gratifications theory and social influence processes to understand students' pervasive adoption of social networking sites: Perspectives from the Americas [J]. International Journal of Information Management, 36 (2): 192-206.

Ivatury G, Moore J, Bloch A, 2009. A doctor in your pocket: health hotlines in developing countries [J]. innovations, 4 (1): 119-153.

Judy Chuan-Chuan Lin, 2007. Online stickiness: its antecedents and effect on purchasing intention [J]. Behaviour & Information Technology, 26 (6): 507-516.

Kahn J G, Yang J S, Kahn J S, 2010. 'Mobile' health needs and opportunities in developing countries [J]. Health Affairs, 29 (2): 252-258.

Kang S, 2014. Factors influencing intention of mobile application use [J]. International Journal of Mobile Communications, 12 (4): 360-379.

Karahanna E, Straub D W, Chervany N L, 1999. Information technology adoption across time: a cross-sectional comparison of pre-adoption and post-adoption beliefs [J]. MIS quarterly, 23 (2): 183-213.

Katz E, Blumler J G, Gurevitch M, 1973. Uses and Gratifications Research [J]. Public Opinion Quarterly, 37 (4): 509-523.

Katz E, Blumler J G, 1974. The uses of mass communications: Current perspectives on gratifications research [M]. London: Sage Publications.

Khuntamoon T, 2015. Study and development of animal welfare assessment indicators and guideline in broiler production system [J]. Value in Health, 18

(7)：A557-A558.

Kim H W，Chan H C，Gupta S，2007. Value-based adoption of mobile internet：an empirical investigation [J]. Decision support systems，43 (1)：111-126.

Kim J，Park H A，2012. Development of a health information technology acceptance model using consumers' health behavior intention [J]. Journal of medical Internet research，14 (5)：e133.

Kourouthanassis P E，Mikalef P，Pappas I O，et al，2017. Explaining travellers online information satisfaction：A complexity theory approach on information needs，barriers，sources and personal characteristics [J]. Information & Management，54 (6)：814-824.

Kumar Roy S，M Lassar W T，2014. Butaney G. The mediating impact of stickiness and loyalty on word-of-mouth promotion of retail websites：A consumer perspective [J]. European Journal of Marketing，48 (9/10)：1828-1849.

Ledbetter A M，Taylor S H，Mazer J P，2016. Enjoyment fosters media use frequency and determines its relational outcomes：Toward a synthesis of uses and gratifications theory and media multiplexity theory [J]. Computers in Human Behavior，54：149-157.

Lee E，Han S，2015. Determinants of adoption of mobile health services [J]. Online Information Review，39 (4)：556-573.

Lee J，Lee M，Choi I H，2012. Social network games uncovered：Motivations and their attitudinal and behavioral outcomes [J]. Cyberpsychology，Behavior，and Social Networking，15 (12)：643-648.

Lee Y K，Kim S Y，Chung N，et al，2016. When social media met commerce：a model of perceived customer value in group-buying [J]. Journal of Services Marketing，30 (4)：398-410.

Li D，Browne G，Wetherbe J，2006. Why Do Internet Users Stick with a Specific Web Site? A Relationship Perspective [J]. International Journal of Electronic Commerce，10 (4)：105-141.

Li H，Liu Y，Xu X，et al，2015. Modeling hedonic is continuance through the uses and gratifications theory：An empirical study in online games [J]. Computers in Human Behavior，48：261-272.

Liang T P，Ho Y T，Li Y W，et al，2011. What Drives Social Commerce：The Role of Social Support and Relationship Quality [J]. International Journal of Electronic Commerce, 16 (2): 69-90.

Liang T P, Huang J S, 1998. An empirical study on consumer acceptance of products in electronic markets: a transaction cost model [J]. Decision Support Systems, 24 (1): 29-43.

Liang T, Ho Y, Li Y, et al, 2011. What Drives Social Commerce: The Role of Social Support and Relationship Quality [J]. International Journal of Electronic Commerce, 16 (2): 69-90.

Lien C H, Cao Y, Zhou X, 2017. Service quality, satisfaction, stickiness, and usage intentions: An exploratory evaluation in the context of WeChat services [J]. Computers in Human Behavior, 68: 403-410.

Lin J C C, 2007. Online stickiness: its antecedents and effect on purchasing intention [J]. Behaviour & information technology, 26 (6): 507-516.

Lin L, Hu P J H, Sheng O R L, et al, 2010. Is stickiness profitable for electronic retailers? [J]. Communications of the ACM, 53 (3): 132-136.

Lin N, Dean A, Ensel W M, 1981. Social support scales: a methodological note [J]. Schizophrenia Bulletin, 7 (1): 73-89.

Lin T C, Hsu S C, Cheng H L, et al, 2015. Exploring the relationship between receiving and offering online social support: A dual social support model [J]. Information & Management, 52 (3): 371-383.

Lin X, Zhang D, Li Y, 2016. Delineating the dimensions of social support on social networking sites and their effects: A comparative model [J]. Computers in Human Behavior, 58: 421-430.

Lin Y H, Hsu C L, Chen M F, et al, 2017. New gratifications for social word-of-mouth spread via mobile SNSs: Uses and gratifications approach with a perspective of media technology [J]. Telematics and Informatics, 34 (4): 382-397.

Lönnqvist J E, Deters F G, 2016. Facebook friends, subjective well-being, social support, and personality [J]. Computers in Human Behavior, 55: 113-120.

Luarn P, Lin H H, 2005. Toward An Understanding Of The Behavioral Intention To Use Mobile Banking [J]. Computers in Human Behavior, 21 (6): 873-891.

Luo M M, Remus Wl, 2014. Uses and gratifications and acceptance of Web-based information services: An integrated model [J]. Computers in Human

Behavior, 38: 281-295.

Malik A, Dhir A, Nieminen M, 2016. Uses and gratifications of digital photo sharing on Facebook [J]. Telematics and Informatics, 33 (1): 129-138.

Martínez-Pérez B, De La Torre-Díez I, López-Coronado M, 2013. Mobile health applications for the most prevalent conditions by the World Health Organization: review and analysis [J]. Journal of medical Internet research, 15 (6): e120.

Mechael P N, 2009. The case for mHealth in developing countries [J]. Innovations, 4 (1): 103-118.

Mencarelli R, Lombart C, 2017. Influences of the perceived value on actual repurchasing behavior: Empirical exploration in a retailing context [J]. Journal of Retailing and Consumer Services, 38: 12-21.

Morwitz V G, Steckel J H, Gupta A, 2007. When do purchase intentions predict sales? [J]. International Journal of Forecasting, 23 (3): 347-364.

Myrick J G, Holton A E, Himelboim I, et al, 2015. Stupid cancer: Exploring a Typology of Social Support and the Role of Emotional Expression in a Social Media Community [J]. Health Commun, 31 (5): 596-605.

Oghuma A P, Chang Y, Libaque-Saenz C F, et al, 2015. Benefit-confirmation model for post-adoption behavior of mobile instant messaging applications: A comparative analysis of KakaoTalk and Joyn in Korea [J]. Telecommunications Policy, 39 (8): 658-677.

Oh H J, Lauckner C, Boehmer J, et al, 2013. Facebooking for health: An examination into the solicitation and effects of health-related social support on social networking sites [J]. Computers in Human Behavior, 29 (5): 2072-2080.

Oh H, Rizo C, Enkin M, et al, 2005. What is eHealth?: a systematic review of published definitions [J]. World Hosp Health Serv, 41 (1): 32-40.

Oh Y K, Min J, 2015. The mediating role of popularity rank on the relationship between advertising and in-app purchase sales in mobile application market [J]. Journal of Applied Business Research, 31 (4): 1311-1322.

Okazaki S, Blas S S, Castañeda J A, 2015. Physicians' adoption of mobile health monitoring systems in spain: competing models and impact of prior experience [J]. Journal of Electronic Commerce Research, 16 (3): 194-217.

Okazaki S, Castañeda J A, Sanz S, et al, 2012. Factors affecting mobile diabetes monitoring adoption among physicians: questionnaire study and path model [J]. Journal of medical Internet research, 14 (6): e183.

Oliver R Lm, 1980. A cognitive model for the antecedents and consequences of satisfaction. Journal of Marketing Research, 17 (4): 460-469.

Osterwalder A, Pigneur Y, Tucci C L, 2005. Clarifying business models: Origins, present, and future of the concept [J]. Communications of the association for Information Systems, 16 (1): 1.

Osterwalder A, Pigneur Y, Tucci C L, 2005. Clarifying business models: Origins, present, and future of the concept [J]. Communications of the association for Information Systems, 16 (16): 751-775.

Osterwalder A, Pigneur Y, 2010. Business model generation: a handbook for visionaries, game changers, and challengers [M]. New Jersey: John Wiley & Sons.

Qiang C Z, Yamamichi M, Hausman V, et al, 2011. Mobile applications for the health sector [R]. Washington: World Bank, 2011-09-26.

Raacke J, Bonds-Raacke J, 2008. MySpace and Facebook: Applying the uses and gratifications theory to exploring friend-networking sites [J]. Cyberpsychology & behavior, 11 (2): 169-174.

Ramanathan N, Swendeman D, Comulada W S, et al, 2013. Identifying preferences for mobile health applications for self-monitoring and self-management: Focus group findings from HIV-positive persons and young mothers [J]. International journal of medical informatics, 82 (4): e38-e46.

Raykov T, 2011. Estimation of congeneric scale reliability using covariance structure analysis with nonlinear constraints [J]. British Journal of Mathematical & Statistical Psychology, 54 (2): 315-323.

Riordan M H, Williamson O E, 1985. Asset specificity and economic organization [J]. International Journal of Industrial Organization, 3 (4): 365-378.

Roma P, Ragaglia D, 2016. Revenue models, in-app purchase, and the app performance: Evidence from Apple's App Store and Google Play [J]. Electronic Commerce Research and Applications, 17: 173-190.

Ruggiero T E, 2000. Uses and gratifications theory in the 21st century [J]. Mass communication & society, 3 (1): 3-37.

Shang S S C, Wu Y L, Li E Y, 2017. Field effects of social media platforms on information-sharing continuance: Do reach and richness matter? [J]. Information & Management, 54 (2): 241-255.

Shao G, 2009. Understanding the appeal of user-generated media: a uses and gratification perspective [J]. Internet Research, 19 (1): 7-25.

Sherry J L, Lucas K, Greenberg B S, et al, 2006. Video game uses and gratifications as predictors of use and game preference [J]. Playing video games: Motives, responses, and consequences, 24: 213-224.

Sheth J N, Newman B I, Gross B L, 1991. Why we buy what we buy: A theory of consumption values [J]. Journal of Business Research, 22 (2): 159-170.

Shin D H, 2009. Towards an understanding of the consumer acceptance of mobile wallet [J]. Computers in Human Behavior, 25 (6): 1343-1354.

Showell C, Nohr C, 2012. How should we define eHealth, and does the definition matter [J]. Stud Health Technol Inform, 180: 881-884.

Shumaker S A, Brownell A, 2010. Toward a Theory of Social Support: Closing Conceptual Gaps [J]. Journal of Social Issues, 40 (4): 11-36.

Silva B M C, Rodrigues J J P C, Canelo F, et al, 2019. Towards a cooperative security system for mobile-health applications [J]. Electronic Commerce Research, 19: 629-654.

Smock A D, Ellison N B, Lampe C, et al, 2011. Facebook as a toolkit: A uses and gratification approach to unbundling feature use [J]. Computers in Human Behavior, 27 (6): 2322-2329.

Steinfield C, Whitten P, 1999. Community Level Socio-Economic Impacts of Electronic Commerce [J]. Journal of Computer-Mediated Communication, 5 (2): 1-17.

Stewart D W, Zhao Q, 2000. Internet marketing, business models, and public policy [J]. Journal of Public Policy & Marketing, 19 (2): 287-296.

Strader T J, Shaw M J, 1997. Characteristics of electronic markets [J]. Decision Support Systems, 21 (3): 185-198.

Sun H, 2013. A longitudinal study of herd behavior in the adoption and continued use of technology [J]. Mis Quarterly, 37 (4): 1013-1041.

Sun Y, Wang N, Guo X, et al, 2013. Understanding the acceptance of mobile health services: a comparison and integration of alternative models [J]. Journal of Electronic Commerce Research, 14 (2): 183-200.

Swanson D L，1979. Political communication research and the uses and gratifications model a critique [J]. Communication research，6 (1)：37-53.

Sweeney J C，Soutar G N，2001. Consumer perceived value：The development of a multiple item scale [J]. Journal of Retailing，77 (2)：203-220.

Taylor D G，Voelker T A，Pentina I，2011. Mobile Application Adoption By Young Adults：A Social Network Perspective [J]. International Journal of Mobile Marketing，6：60-70.

Taylor S E，Sherman D K，Kim H S，et al，2004. Culture and social support：who seeks it and why? [J]. Journal of Personality & Social Psychology，87 (3)：354-362.

Teo T S H，Yu Y，2005. Online buying behavior：a transaction cost economics perspective [J]. Omega，33 (5)：451-465.

Timmers P，1998. Business models for electronic markets [J]. Electronic markets，8 (2)：3-8.

Venkatesh V，Davis F D，2003. User Acceptance of Information Technology：Toward A Unified View [J]. MIS Quarterly，27 (3)：425-478.

Venkatesh V，Speier C，Morris M G，2002. User acceptance enablers in individual decision making about technology：Toward an integrated model [J]. Decision sciences，33 (2)：297-316.

Venkatesh V，Thong J Y L，Xu X，2012. Consumer acceptance and use of information technology：extending the unified theory of acceptance and use of technology [J]. MIS quarterly，36 (1)：157-178.

Verberckmoes S，Poels K，Dens N，et al，2016. When and why is perceived congruity important for in-game advertising in fantasy games? [J]. Computers in Human Behavior，64：871-880.

Wan X，Wang T，Zhang W，et al，2017. Perceived value of online customization experience in China：Concept，measurement，and consequences [J]. Journal of High Technology Management Research，28：17-28.

Wang C，2014. Antecedents and consequences of perceived value in Mobile Government continuance use：An empirical research in China [J]. Computers in Human Behavior，34 (5)：140-147.

Wang W T，Wang Y S，Liu E R，2016. The stickiness intention of group-buying websites：The integration of the commitment-trust theory and e-commerce success model [J]. Information & Management, 53 (5): 625-642.

Wang Z, Tchernev J M, Solloway T, 2012. A dynamic longitudinal examination of social media use, needs, and gratifications among college students [J]. Computers in Human Behavior, 28 (5): 1829-1839.

Williamson O E, 1979. Transaction-Cost Economics: The Governance of Contractual Relations [J]. Journal of Law & Economics, 22 (2): 233-261.

Williamson O E, 1975. Market Hierarchies: Analysis and Antitrust Implication [M]. New York: The Free Press.

Wu L Y, Chen K Y, Chen P Y, et al, 2014. Perceived value, transaction cost, and repurchase-intention in online shopping: A relational exchange perspective [J]. Journal of Business Research, 67 (1): 2768-2776.

Xiaowen F, Susy C, Jacke B, et al, 2005. Moderating Effects of Task Type on Wireless Technology Acceptance. [J]. Journal of Management Information Systems, 22 (3): 123-158.

Xiaoyu Yu, Sanjit Kumar Roy, Ali Quazi, et al, 2015. Internet Entrepreneurship and 'the Sharing of Information' in an Internet-of-Things Context: The Role of Interactivity, Stickiness, E-Satisfaction and Word-of-Mouth in Online SMEs' Websites [J]. Internet Research (1): 74-96.

Xu C, Ryan S, Prybutok V, et al, 2012. It is not for fun: An examination of social network site usage [J]. Information & Management, 49 (5): 210-217.

Yang H L, Lin C L, 2014. Why do people stick to Facebook web site? A value theory-based view [J]. Information Technology & People, 27 (1): 21-37.

Yang H, Yu J, Zo H, et al, 2016. User acceptance of wearable devices: An extended perspective of perceived value [J]. Telematics & Informatics, 33 (2): 256-269.

Yen C, 2016. How to unite the power of the masses? Exploring collective stickiness intention in social network sites from the perspective of knowledge sharing [J]. Behaviour & Information Technology, 35 (2): 118-133.

Yeonggug K, Gang L, 2009. Customer satisfaction with and loyalty towards online travel products: a transaction cost economics perspective. [J]. Tourism Economics, 15 (15): 825-846.

Zarmpou T, Saprikis V, Markos A, et al, 2012. Modeling users' acceptance of mobile services [J]. Electronic Commerce Research, 12 (2): 225-248.

Zeithaml V A，1988. Consumer Perceptions of Price，Quality，and Value：A Means-End Model and Synthesis of Evidence [J]. Journal of Marketing，52 (3)：2-22.

Zhang M，Guo L，Hu M，et al，2017. Influence of customer engagement with company social networks on stickiness：Mediating effect of customer value creation [J]. International Journal of Information Management，37 (3)：229-240.

Zhou T，2011. An empirical examination of users′ post-adoption behaviour of mobile services [J]. Behaviour & Information Technology，30 (2)：241-250.

Zhu D H，Sun H，Chang Y P，2016. Effect of social support on customer satisfaction and citizenship behavior in online brand communities：The moderating role of support source [J]. Journal of Retailing & Consumer Services，31：287-293.

Zott C，Amit R，Donlevy J，2000. Strategies for value creation in e-commerce：best practice in Europe [J]. European Management Journal，18 (5)：463-475.

Zwetsloot G，Pot F，2004. The Business Value of Health Management [J]. Journal of Business Ethics，55 (2)：115-124.

附　　录

附录 A　消费者移动健康管理使用意愿调查问卷

亲爱的各位朋友：

您好！我是西安交通大学的研究生，为研究消费者使用移动健康管理的行为，特请您填写本调查问卷，您的参与对于我来说非常重要。在此保证，调查结果仅用于学术研究，并对您的所有信息严格保密。

请您抽出 5 分钟时间，认真阅读以下内容，并根据您的体验如实填写。

谢谢您的支持和帮助！

移动健康管理，主要指安装在手机上用于个人健康信息的检测、记录、存储以及分析和管理的移动健康应用，如运动健康、经期健康、减肥瘦身、孕婴管理等。典型如：悦跑圈、大姨吗、美柚、薄荷、孕育管家、小米运动等健康类 APP。

一、消费者基本情况

1. 性别

○男　　○女

2. 年龄

○18 岁及以下　　○19～24 岁　　○25～35 岁

○36～45 岁　　○46～60 岁　　○61 岁及以上

3. 文化程度

○初中及以下　　○高中　　○专科

○本科　　　　　　　○研究生及以上

4. 您认为您的健康状况如何？

○健康

○过去三个月具有轻微的健康问题

○过去三个月具有严重的健康问题

5. 您使用移动健康管理（减肥瘦身、跑步运动、经期管理、孕婴管理等）的状况

○以前没用，以后也不准备使用（请跳至第6题）

○以前没用过，以后准备使用（请跳至第6题）

○正在使用（请跳至第7题）

○以前使用过，现在不用（请跳至第7题）

6. 您之前为什么没有使用移动健康管理（减肥瘦身、跑步运动、经期管理、孕婴管理等）？　＊填写完该题，请跳至第10题。

○从来没听说过　　○我不需要　　　　○我不会用

○对于改善健康状况没用

○其他____________________

7. 在健康类APP中，您使用过下列哪些功能（可多选）

□健康管理（记录健康信息、查询健康信息、制定健康计划等，包括运动信息、饮食信息、健康知识等）

□社交功能（查看帖子、论坛，参与线上线下健康活动，发布健康经验，评论、转发、点赞等）

□购物功能（浏览、购买、推荐APP内健康类相关产品及服务）

8. 您使用健康类APP的时间

○半年及以下　　　○半年至1年　　　○1～2年

○2～3年　　　　○3年以上

9. 您使用健康类APP的频率　＊填写完该题，请跳至第10题。

○偶尔用一次　　　○平均每月一两次　○平均每周一次

○平均每周两三次　○基本每天都用

二、请根据您自身感受，并根据您想要或经常使用的一个健康 APP 回答以下问题（请在 11～37 题选择 1～5，1 表示完全不同意；2 表示不同意；3 表示一般；4 表示同意；5 表示非常同意）

10. 您想要或经常使用的健康类 APP 属于下列哪一类？

○减肥瘦身（如 FEEL、薄荷、轻＋等）

○运动健身（如 KEEP、咕咚、悦跑圈、每日瑜伽等）

○生理健康（如美柚、大姨吗、经期助手等）

○孕婴健康（如宝宝树、孕育管家、辣妈帮等）

11. 通过使用该 APP，我能够管理（监测、记录、保存、分析、查阅等）健康（运动、饮食、经期、孕期等）信息。

12. 通过使用该 APP，我能够记录、存储健康（运动、饮食、经期、孕期等）数据。

13. 通过使用该 APP，我能够了解自身（孩子）健康（运动、饮食、经期、孕期等）信息。

14. 通过使用该 APP，我很容易获取大量健康信息。

15. 通过使用该 APP，我能够获取有用的健康信息。

16. 通过使用该 APP，我能够获得我感兴趣的健康信息。

17. 通过使用该 APP，我能够获得将来用得到的健康信息。

18. 使用该 APP 是有趣的。

19. 使用该 APP 是令人兴奋的。

20. 我很享受使用该 APP 的过程。

21. 通过使用该 APP，我能体验到日常生活中没有体验到的东西。

22. 通过使用该 APP，我能想象到自己成为一个非常有魅力（健康）的人。

23. 通过使用该 APP，我能想象到自己（孩子）生活的非常健康。

24. 通过使用该 APP，我能想象到自己（孩子）拥有非常棒的身体。

25. 通过使用该 APP（如社交功能），我能认识有相同爱好、兴趣及问题的人。

26. 通过使用该 APP（如社交功能），我能与其他消费者保持联系、交流经验。

27. 通过使用该 APP（如社交功能），我能给予其他消费者关心和支持。

28. 通过使用该 APP（如社交功能），我能展示我对于健康行为（运动健身、经期管理、孕婴管理、减肥瘦身等）的个人兴趣和爱好。

29. 通过使用该 APP（如社交功能），我能表达我在健康行为（运动健身、经期管理、孕婴管理、减肥瘦身等）过程中的感受。

30. 通过使用该 APP（如社交功能），我能表达我对于健康行为（运动健身、经期管理、孕婴管理、减肥瘦等）的观点和想法。

31. 通过使用该 APP（如社交功能），我能让使用该 APP 的其他消费者认为我是招人喜欢的。

32. 通过使用该 APP（如社交功能），我能让使用该 APP 的其他消费者认为我是友好的。

33. 通过使用该 APP（如社交功能），我能让使用该 APP 的其他消费者认为我是有吸引力的。

34. 通过使用该 APP（如社交功能），我能让使用该 APP 的其他消费者认为我是有能力。

35. 我愿意（继续）使用该 APP。

36. 接下来，我计划（继续）使用该 APP。

37. 接下来，我将（继续）使用该 APP。

附录B　消费者移动健康管理黏性调查问卷

亲爱的各位朋友：

您好！我是西安交通大学的研究生，为研究消费者使用运动健康APP的消费者黏性，特请您填写本调查问卷，您的参与对于我来说非常重要。在此保证，调查结果仅用于学术研究，并对您的所有信息严格保密。

请您抽出5分钟时间，认真阅读以下内容，并根据您的体验如实填写。

谢谢您的支持和帮助！

运动健康应用，主要指安装在手机上用于个人运动信息的检测、记录、存储以及分析和管理的健康应用，一般具备有信息记录和管理、社交、商务等功能。如：悦跑圈、咕咚、KEEP、咪咕善跑、小米运动等健康类APP。

一、消费者基本情况

1. 性别

○男　　○女

2. 年龄

○18岁及以下　　○19～24岁　　○25～35岁

○36～45岁　　○46～60岁　　○61岁及以上

3. 文化程度

○初中及以　　○高中、中专、技校

○专科　　○本科　　○研究生及以上

4. 您是否使用过运动健康APP

○是（请跳至第5题）

○否（请跳至第问卷末尾，提交答卷）

5. 在此类APP中，您使用过下列哪些功能（可多选）

□健康管理（记录运动信息、查询运动信息、制定运动计划

等，包括运动信息、饮食信息、健康知识等）

□社交功能（查看帖子、论坛，参与线上线下运动活动，发布运动相关的经验，评论、转发、点赞等）

□购物功能（浏览、购买、推荐 APP 内运动类相关产品及服务）

二、请根据您自身感受，并根据您经常使用的一个运动 APP 回答以下问题（请选择 1～5，1 表示完全不同意；2 表示不同意；3 表示一般；4 表示同意；5 表示非常同意）

6. 该 APP 能够对我所面临的运动健康问题给我客观的反馈。

7. 在该 APP 中讨论敏感的健康话题，让我感觉到舒服。

8. 在该 APP 中分享我所担心和害怕的问题，让我感觉到舒服。

9. 该 APP 能够帮我找到解决我运动问题的专家。

10. 该 APP 能够帮我找到解决我运动健康问题的方案。

11. 该 APP 能够为我提供我所需要的东西，如适合我的跑鞋、服装等。

12. 当我运动需要帮助时，该 APP 及其消费者能够给我提供建议。

13. 当我运动遇到问题时，该 APP 及其消费者能够给提供信息解决问题。

14. 当我在该 APP 上提出问题时，该 APP 上的其他消费者会回答我的问题。

15. 在该 APP 上有一群人和我有共同的价值观和兴趣。

16. 在该 APP 上有一群我可以信任的人帮我解决问题。

17. 在该 APP 上有一群我可以分享喜怒哀乐的人。

18. 当我运动遇到问题时，该 APP 上的一些人会安慰并鼓励我。

19. 当我运动遇到问题时，该 APP 上的一些人会倾听我的感受和情绪。

20. 当我运动遇到问题时，该 APP 上的一些人会表达他们对我的关心。

21. 当我运动遇到问题时，该 APP 上的一些人会在情感上支持我。

22. 该 APP 及其他消费者表现出对我运动能力的信任。

23. 该 APP 及其他消费者让我感觉我能够解决我的问题。

24. 该 APP 及其他消费者让我感觉我做出了正确的决定。

25. 我将花费更多时间使用该 APP 的运动健康管理功能（数据记录、分析等）。

26. 我将会更加频繁使用该 APP 的运动健康管理功能。

27. 每当我打开该 APP，我都会使用该 APP 的运动健康管理功能。

28. 我将会花费更多的时间使用该 APP 的社交功能（发帖、点赞、转发等）。

29. 我将会更加频繁地使用该 APP 的社交功能。

30. 每当我打开该 APP，我都会使用该 APP 的社交功能。

31. 我会持续使用该 APP。

32. 我会尽可能地使用该 APP。

33. 我将建议我的朋友使用该 APP。

34. 我愿意在该 APP 中购买运动相关的产品及服务。

35. 我将会购买该 APP 提供的运动产品及服务。

36. 该 APP 是我购买相关运动产品和服务的重要途径。

附录C　消费者移动健康管理内购物行为调查问卷

亲爱的各位朋友：

您好！我是西安交通大学的研究生，为研究消费者在运动APP中的购物行为，特请您填写本调查问卷，您的参与对于我来说非常重要。在此保证，调查结果仅用于学术研究，并对您的所有信息严格保密。

请您抽出5分钟时间，认真阅读以下内容，并根据您的体验如实填写。

谢谢您的支持和帮助！

运动健康应用，主要指安装在手机上用于个人运动信息的检测、记录、存储以及分析和管理的运动APP，一般具备运动信息记录和管理、社交、商城购物等功能。典型如：悦跑圈、咕咚、KEEP、咪咕善跑、小米运动等APP。

运动APP购物主要指通过运动健康APP购买相关产品，如健身方案、运动鞋、智能手环等等。

一、消费者基本情况

1. 性别

○男　　○女

2. 年龄

○18岁及以下　　○19～24岁　　○25～35岁

○36～45岁　　○46～60岁　　○61岁及以上

3. 文化程度

○初中及以下　　○高中、中专、技校

○专科　　○本科　　○研究生及以上

4. 平均月可支配收入

○2 000元及以下　　○2 001～3 000元　　○3 001～5 000元

○5 001～8 000 元　○8 001～10 000 元　○10 001 元及以上

5. 您是否使用过运动健康 APP？

○是　○否（请跳至第问卷末尾，提交答卷）

6. 您使用了多长时间？

○半年及以下　○半年至 1 年　○1～2 年

○2～3 年　○3 年及以上

7. 您平均每月使用的次数是？

○4 次及以下　○5～8 次　○9～12 次

○13～20 次　○21 次及以上

8. 您是否在运动健康 APP 中购买过产品或服务？

○是　○否（请跳至第 12 题）

9. 您的购物情况？（多选题）

□在运动 APP 上购买过服务，如健身指导、健身计划以及相关增值服务等

□在运动 APP 的自营商城中购买过产

□在运动 APP 的合作商家（如京东、天猫等）中购买过产

□在运动 APP 的社交卖家中购买过产品

10. 您在运动 APP 上的购物次数？

○1 次　○2～3 次　○4～5 次

○5～10　○11 次及以上

11. 您在运动 APP 上消费的总金额大概有？

○500 元及以下　○501～1 000 元　○1 001～2 000 元

○2 001～5 000 元　○5 001 元及以上

二、请根据您某一个运动 APP 的使用情况回答以下问题（请选择 1～5，1 表示完全不同意；2 表示不同意；3 表示一般；4 表示同意；5 表示非常同意）

12. 在该运动 APP 上，找到我所需要的产品或服务信息耗费我大量时间。

13. 在该运动 APP 上，搜索我所想要的产品惑服务非常容易。

14. 在该运动 APP 上，找到我所需要的产品或服务耗费我大量精力。

15. 在该运动 APP 上购物，向卖家咨询和沟通，耗费我非常多时间。

16. 在该运动 APP 上，跟卖家沟通和确认我所需要的产品或服务非常简单。

17. 在该运动 APP 上购物，与卖家沟通耗费我非常多的精力。

18. 在该运动 APP 上，下单并支付我要购买的产品或服务耗费我非常多时间。

19. 在该运动 APP 上，下订单并支付我要购买的产品或服务非常简单。

20. 在该运动 APP 上，下单并支付我要购买的产品或服务的过程是非常复杂的。

21. 在该运动 APP 上购物后，督促并监督卖家给我发货非常容易。

22. 在该运动 APP 上购物后，督促并监督卖家给我发货，耗费我大量精力。

23. 在该运动 APP 上购物后，督促并监督卖家给我发货，花费我大量时间。

24. 通过该运动 APP，我将购买到物美价廉的健康产品或服务。

25. 通过该运动 APP，我将更加快速、便捷的购买到我需要的产品或服务。

26. 通过该运动 APP，我能够买到更加专业的健康产品或服务。

27. 通过该 APP 购买健康产品或服务，对我来说是非常有趣的。

28. 通过该 APP 购买健康产品或服务，给我带来很多乐趣。

29. 通过该 APP 购买健康产品或服务是令人愉快的。

30. 在该 APP 上购买健康产品或服务，我很开心。

31. 如果有需要，我愿意在该运动 APP 中购买相关的健康产品或服务。

32. 如果有需要，我将会通过该运动 APP 购买健康产品或服务。

33. 该运动 APP 将是我购买健康类产品或服务的重要途径。

图书在版编目（CIP）数据

移动健康管理的商业模式及其用户行为研究 / 殷猛著．—北京：中国农业出版社，2022.5
ISBN 978-7-109-29404-2

Ⅰ．①移… Ⅱ．①殷… Ⅲ．①移动通信—应用—医疗卫生服务—商业模式—研究 Ⅳ．①R197

中国版本图书馆 CIP 数据核字（2022）第 080807 号

移动健康管理的商业模式及其用户行为研究
YIDONG JIANKANG GUANLI DE SHANGYE MOSHI JIQI YONGHU XINGWEI YANJIU

中国农业出版社出版
地址：北京市朝阳区麦子店街 18 号楼
邮编：100125
策划编辑：边　疆　　责任编辑：张　丽
版式设计：杨　婧　　责任校对：沙凯霖
印刷：中农印务有限公司
版次：2022 年 5 月第 1 版
印次：2022 年 5 月北京第 1 次印刷
发行：新华书店北京发行所
开本：880mm×1230mm　1/32
印张：6.25
字数：210 千字
定价：58.00 元
